Vincent Spagnoli
Johanne Silvain
Gilles Montalescot

Les néphropathies induites par les produits de contraste

Vincent Spagnoli
Johanne Silvain
Gilles Montalescot

Les néphropathies induites par les produits de contraste

Les néphropathies induites par les produits de contraste et la mortalité dans les infarctus du myocarde

Presses Académiques Francophones

Impressum / Mentions légales

Bibliografische Information der Deutschen Nationalbibliothek: Die Deutsche Nationalbibliothek verzeichnet diese Publikation in der Deutschen Nationalbibliografie; detaillierte bibliografische Daten sind im Internet über http://dnb.d-nb.de abrufbar.

Information bibliographique publiée par la Deutsche Nationalbibliothek: La Deutsche Nationalbibliothek inscrit cette publication à la Deutsche Nationalbibliografie; des données bibliographiques détaillées sont disponibles sur internet à l'adresse http://dnb.d-nb.de.

Coverbild / Photo de couverture: www.ingimage.com

Verlag / Editeur:
Presses Académiques Francophones
ist ein Imprint der / est une marque déposée de
OmniScriptum GmbH & Co. KG
Heinrich-Böcking-Str. 6-8, 66121 Saarbrücken, Deutschland / Allemagne
Email: info@presses-academiques.com

Herstellung: siehe letzte Seite /
Impression: voir la dernière page
ISBN: 978-3-8416-2877-0

LISTE DES ABREVIATIONS

AC : arrêt cardiaque

BBG : bloc de branche gauche

CrCl : Clairance de la créatinine

eCrCl : clairance de la créatinine estimée

CrCo : Concentration de créatinine

CPBIA : contre-pulsion par ballonnet intra-aortique

CIN : néphropathie induite par les produits de contraste ou contrast induced nephropathy

CG : Cockcroft et Gault

CPK : créatine phospo-kinase

DFG : débit de filtration glomérulaire

eDFG : débit de filtration glomérulaire estimé

DCM : dose de contraste maximum

ECG: électrocardiogramme

FEVG : fraction d'éjection du ventricule gauche

HTA : hypertension artérielle

IDM : infarctus du myocarde

ICP : intervention coronaire percutanée

IMC : indice de masse corporel

IRA : insuffisance rénale aiguë

MDRD : Modification of Diet in Renal Disease

PAS : pression artérielle systolique

PCI : produits de contraste iodés

SCA ST+ : syndrome coronaire aigu avec sus-décalage du segment ST

STEMI : ST elevation myocardial infarction = SCA ST+

TIMI : thrombolysis in myocardial infarction

Tni: troponine i

USIC : unité de soins intensifs cardiologiques

VCA : volume de contraste administré

TABLE DES MATIERES

1. INTRODUCTION

La réduction de la fonction rénale induite par les produits de contraste, appelée néphropathie induite par les produits de contraste (CIN), est une complication pouvant survenir après une angioplastie primaire chez les patients présentant un infarctus du myocarde (IDM). Sa prévention et sa prise en charge font partie des enjeux thérapeutiques majeurs. De nombreuses études ont montré que sa survenue était associée à une durée, un coût d'hospitalisation, une morbidité et une mortalité majorée. Inversement, peu d'études ont rapporté la quantité de contraste utilisée dans le cadre de l'angioplastie primaire pour IDM et par ailleurs ces études ne prennent pas souvent en compte le statut hémodynamique des patients, qui peut par lui-même entrainer une insuffisance rénale aigue (IRA).

La définition de CIN la plus classique est définie par un accroissement de la créatinine sérique de plus de 0.5 mg/dL ou de plus de 25% par rapport à la valeur de base, dans les 72h suivant l'administration de produit de contraste en l'absence d'autre étiologie. Par ailleurs, la société européenne de néphrologie préconise d'évaluer la fonction rénale à l'aide d'équation estimant la clairance de la créatinine (CrCl) ou le débit de filtration glomérulaire (DFG). Il semble de ce fait logique de définir les CIN selon la CrCl ou le DFG plutôt qu'une variation de créatinine.

Jusqu'à présent, nous ne savons pas quelle définition de CIN permet la meilleure stratification pronostique des patients avec IDM.

L'objectif de ce travail était de fournir des informations sur le choix de la définition, l'incidence actuelle et les facteurs prédictifs de CIN. Une attention particulière a été portée sur le volume de produit de contraste et l'instabilité hémodynamique.

Après un rappel sur les produits de contraste iodés, les méthodes d'évaluation de la fonction rénale et les néphropathies induites par les produits de contraste, nous étudierons l'importance de chaque définition dans cette pathologie, puis nous présenterons le schéma d'étude et les résultats obtenus. Nous en discuterons les résultats et les perspectives.

1.1. Les produits de contraste iodés

1.1.1. Historique

La nécessité d'utiliser des produits de contraste apparaît dès la découverte des rayons X en 1895. Dès 1910, le sulfate de baryum permet l'opacification du tube digestif. L'iode est considéré comme le meilleur élément d'absorption de rayon X en pratique clinique et développement d'agents de contraste radiographiques commence avec l'utilisation d'iodure de sodium dans la radiographie en 1918 [1]. L'injection intraveineuse d'un produit de contraste iodé (PCI) hydrosoluble pour visualiser le tractus urinaire est décrite par Osborne en 1923. Proposé en 1928, le dioxyde de thorium (Thorothrast®) est abandonné en 1955, sa séquestration par le système réticulo-endothélial engendrant des complications majeures (granulome et angiosarcome hépatique) décrites plus de 40 ans après l'administration initiale. Le premier PCI ionique (diatrizoate) est utilisé en 1955, et le premier PCI non ionique en 1968.

1.1.2. Caractéristiques physico-chimiques

Leur structure de base est un composé organique, construit à partir d'un cycle benzène hétérocyclique sur lequel trois atomes d'iode sont fixés en position 2,4 et 6. Les atomes de carbone en position 3 et 5 sont porteurs de radicaux qui font la spécificité du produit, et porteur en position 1 d'une fonction acide salifiée. La structure globale peut être un monomère ou un dimère. En position 1, selon la présence ou pas d'une fonction acide salifiée, on différencie les molécules ionique et non ionique. Le sel est soit du sodium, soit de la méglumine.

Les PCI se distinguent par leur osmolalité, leur viscosité, leur hydrophilie et par leur pouvoir opacifiant.

L'osmolalité est définie par la concentration de soluté par unité de masse et dépend du nombre de particules dans la solution. Elle est proportionnelle au nombre de particules osmotiquement actives et s'exprime en mOsm/kg d'eau. Elle conditionne la sortie du PCI hors du vaisseau, sa diffusion dans le parenchyme et l'importance de la diurèse osmotique (le produit est éliminé avec d'autant plus d'eau qu'il est osmolaire). On distingue les produits iso-osmolaire (PIO) (environ 280 mOsm/kg d'eau), de basse osmolalité (PBO) (500-900 mOsm/kg H_2O) et ceux de haute osmolalité (PHO) (> 1400 mOsm/kg H_2O).

La viscosité est la résistance que la solution oppose à un écoulement uniforme, elle s'exprime en Pascal.seconde. Les produits de contrastes ont une viscosité au moins 4 fois supérieure à celle du plasma. Elle est influencée par la température (la viscosité diminue à lorsque la température augmente). Elle est corrélée à la taille de la particule et est inversement reliée à l'osmolalité. Les PIO sont les plus visqueux.

L'hydrophilie des produits de contraste est liée à la présence de radicaux hydroxyles OH qui viennent entourer le cycle benzénique.

Le pouvoir opacifiant ou contrastant dépend de la concentration en iode des PC. Elle s'exprime en g/100 mL ou en mg/mL suivant la classe du produit.

Tableau 1. Classification et propriétés physico chimiques des différents produits de contraste iodés.

Produits haute osmolalité		Produits basse osmolalité				Produits iso-osmolaire	
Ioniques				Non ioniques			
Monomère 3 iode/2 particules		Dimère 6 iode/2 particules		Monomère 3 iode/1 particule		Dimères 6 iode/ 1 particule	
Diatrizoate ioxitalamate	hypaque telebrix	ioxaglate	hexabrix	Iopamidol Iohexol Iopromide Ioversol Ioméprol Iobitridol Iopentol	Iopamiron Omnipaque Ultravist Optiray Ioméron Xénétix Ivépaque	Iodinaxol	Visipaque

1.1.3. Evolution des produits de contraste iodés

Dans les années 1950, des produits monomères tri-iodés ioniques, PHO, ont été utilisés. Afin de diminuer l'incidence des réactions immédiates d'hypersensibilité liées à l'utilisation des PHO, les PCI monomériques non ioniques (3 atomes d'iode pour une particule) et dimériques ioniques (6 atomes d'iode pour 2 particules) sont apparus dans les années 1980. Puis en 1990, des PIO, dimériques hexa iodés non ioniques, ont fait leur apparition, diminuant encore plus l'incidence de ces réactions.

Tableau 2. Evolution des produits de contraste iodés.

Structure	Période	Exemple	Osmolalité
COO⁻Na⁺/Meg⁺ I I CH₃CONH R	1950-70	Monomer ionique Diatrizoate Ioxitalamate	Haute 5 – 8 × sang
R I I R R	1975-85	Monomère non-ionique Iopamidol Iohexol Ioversol	Basse 2 – 3 × sang
R COO⁻Na⁺/Meg⁺ I II I R R R	1975-85	Dimère ionique Ioxaglate	Basse ~2 × sang
R R I II I R R R	1990	Dimère non-ionique Iodixanol	Osmolalité = sang

1.1.4. Pharmacocinétique

Le volume plasmatique et interstitiel correspond à l'espace de distribution des PCI. Ils n'ont pas de métabolisme et diffusent par gradient de concentration molaire, sans passage intracellulaire. Après injection, il y a une phase vasculaire, très rapide (quelques secondes). Cette phase permet l'imagerie vasculaire (le produit restant dans le lit vasculaire). Puis une phase de diffusion dans l'interstitium, rapide (quelques minutes), elle correspond à l'atteinte d'un état d'équilibre. En imagerie cette phase permet de marquer le système veineux (et la distribution dans certains organes vascularisés). Enfin une phase d'élimination, rénale par filtration dans 99% des cas, elle est notable quinze minutes après l'injection. Elle permet par exemple l'exploration radiologique des reins et de la vessie. Le produit iodé est éliminé par voie urinaire (par filtration glomérulaire, sans réabsorption ni sécrétion et sous forme inchangée). Si la fonction rénale est normale, la demi-vie d'élimination est de 2 heures.

1.1.5. Usage en cardiologie interventionnelle

L'histoire du cathétérisme cardiaque chez l'homme commence en 1929, le Dr Forssmann pratique sur lui-même le premier cathétérisme cardiaque à l'aide d'une sonde urinaire. Il contrôla la position de son extrémité dans les cavités droites de son cœur par radioscopie [2]. En 1945, Dr Radner propose de ponctionner l'aorte ascendante à travers le sternum pour injecter du contraste [3]. En 1953, le Dr Seldinger propose une méthode de ponction de vaisseaux qui porte son nom : la technique de Seldinger (utilisation d'un long guide métallique flexible pour introduire un cathéter). En 1958, Sones fait la première injection sélective à la naissance de la coronaire droite. Sones complète son expérimentation mais ne publie ses premiers résultats qu'en 1962 [4]. Dans les années 1960, l'utilité de la technique est encore contestée, l'examen de référence restant la description de l'angine de poitrine par le patient, couplée à l'électrocardiogramme. La publication de Sones de 1966 permet d'inverser les choses, la coronarographie devenant l'examen de référence [5]. Le Dr Gruentzig fait la première angioplastie d'une artère coronaire en 1977 chez l'homme [6].

L'usage des PCI en cardiologie interventionnelle comporte plusieurs spécificités. En effet, le PCI est en contact avec des lésions à potentiel thrombotique mais également avec du matériel thrombogène. L'injection se fait en intra artériel et le passage intra myocardique est immédiat. La concentration en iode est supérieure à 250 mg/ml et les volumes administrés sont très variables.

Les effets adverses sont multiples avec des réactions d'hypersensibilité, des effets anticoagulants mais aussi des effets rhéologiques et électro-physiologiques. La diminution du débit de filtration glomérulaire dans les 72h suivant une injection de PC, constitue l'un des plus sérieux effets délétères des PCI. Dans les paragraphes suivants nous allons décrire de façon plus précise cette atteinte, qui peut survenir chez les patients qui subissent une angiographie coronaire.

1.2. Evaluation de la fonction rénale

Le débit de filtration glomérulaire (DFG) est le meilleur indicateur du fonctionnement rénal. Les valeurs normales, selon l'âge, le sexe et la surface corporelle sont approximativement de 130 ml/min/1.73m² pour les hommes et 120 ml/min/1.73m² pour les femmes et les valeurs moyennes diminuent avec l'âge [7]. Le DFG est mesuré comme la clairance urinaire ou plasmatique d'un marqueur endogène de filtration glomérulaire comme l'inuline. La mesure de la clairance avec l'utilisation de marqueur exogène est complexe, couteuse et difficile à réaliser en pratique [8].

1.2.1. La créatinine

Le marqueur endogène le plus validé et le plus utilisé en pratique est la créatinine. Cependant son niveau sérique peut être affecté par d'autres facteurs que le DFG, incluant la sécrétion ou la réabsorption tubulaire, la génération et l'élimination extra rénale de ce marqueur. Ainsi la mesure de la créatinine reflète imparfaitement le DFG (figure 1) [9].

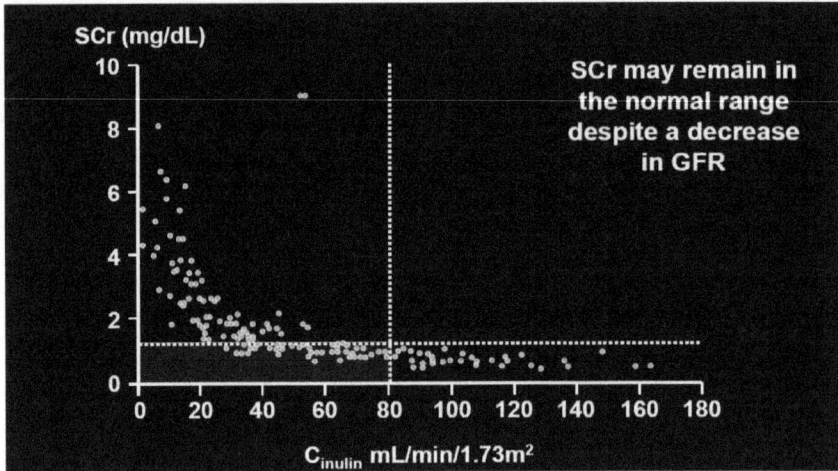

Figure 1. Corrélation entre créatinine et clairance de l'inuline, évaluant le DFG.

Des techniques d'estimation de la CrCl ou du DFG ont été développées afin d'améliorer l'estimation de la fonction rénale. En pratique médicale courante, il est préconisé de les utiliser plutôt que la créatinine sérique seule pour évaluer la fonction rénale.

1.2.2. Estimation de la fonction rénale

Estimation de la clairance de la créatinine

La formule de Cockcroft et Gault a été développée en 1973 avec les données issues de 249 patients ayant une clairance de la créatinine entre 30 et 130 ml/min [10]. Elle prend en compte l'âge (année), le poids (kg), le sexe et la créatinine sérique. Elle surestime systématiquement le DFG en raison de la sécrétion tubulaire de la créatinine. Elle sous-estime la fonction rénale du sujet âgé et surestime la fonction rénale du sujet obèse. Elle donne une valeur qui n'est pas indexée à la surface corporelle.

> Clairance (ml/min) = ((140 - âge) x poids (kg) x A) / créatininémie (µmol/l)
>
> Clairance (ml/min) = [(140 - âge) x poids (kg) x F] / [72 x créatininémie (mg/l)]

A = 1,23 chez l'homme et 1,04 chez la femme, pour tenir compte des différences constitutionnelles de masse musculaire. F = 1 chez l'homme et 0,85 chez la femme.

Estimation du débit de filtration glomérulaire

La formule Modification of Diet in Renal Disease (MDRD) a été développée en 1999 avec l'utilisation de données issues de 1628 patients avec IRC, puis a été révisée en 2005 [11-13]. Elle estime directement le DFG indexé sur la surface corporelle (usuellement 1,73 m² chez l'Homme). Elle a une performance prédictive supérieure à la formule de CG, en particulier chez le sujet âgé ou obèse. Au-delà de 90 ml/min/1,73 m², il existe une certaine imprécision.

> DFG (ml/min/1,73 m²) = 175 x (créatininémie en mg/dl)-1.154 x (âge)-0.203 x (0.742 si femme) x (1.212 si noir)

1.3. Les néphropathies induites par les produits de contraste iodés

Le nombre d'angiographie cardiaque diagnostique et thérapeutique a augmenté ces dernières années. Cela a entrainé une augmentation de l'incidence des CIN. La CIN correspond à une IRA d'origine intrinsèque secondaire à une nécrose tubulaire aiguë néphrotoxique induite par les produits de contraste et se produisant dans les 3 jours suivant une administration intravasculaire en l'absence d'étiologie alternative. Elle est en général non oligurique sauf si une insuffisance rénale préexiste. Tous les PCI peuvent entrainer une CIN et les méta-analyses ne retrouvent pas de différences de néphrotoxicité entre les dimères et les monomères [14,15]. Le premier cas de CIN a été décrit en 1954 [16].

1.3.1 Définition

En accord avec les recommandations, la CIN a été définie de façon classique comme une augmentation de la créatinine sérique de plus de 0.5 mg/dL (44 μmol/L) ou plus de 25% de la valeur de base dans les 72h suivant l'administration de PCI en l'absence d'une autre étiologie [17].

1.3.2 Incidence

L'incidence des CIN est inférieure à 3% chez les patients sans facteurs de risque, mais cette incidence peut dépasser 30%, notamment chez les patients ayant une insuffisance rénale chronique ou une insuffisance cardiaque [18].

1.3.3 Mécanismes physiopathologiques

La physiopathologie des CIN est multifactorielle et incomplètement comprise. Cinq mécanismes peuvent contribuer à sa pathogénèse : 1) Toxicité directe sur les cellules tubulaires épithéliales. Les PCI augmentent l'osmolarité tubulaire car ils sont librement filtrés et non réabsorbés. Les cellules tubulaires développent des changements cytopathologiques allant de la vacuolisation des cellules tubulaires à la nécrose [19].

2) Altération de l'hémodynamique micro vasculaire rénale. Il existe une augmentation initiale suivie d'une réduction durable du flux sanguin rénal après exposition aux PCI [20]. Ceci pourrait être la conséquence d'une augmentation de la pression intra tubulaire conduisant à une diminution du débit sanguin rénal, un effet vasoconstricteur direct sur les cellules musculaires lisses et de la libération de plusieurs vasoconstricteurs endogènes tels que l'endothéline, la vasopressine [19]. La réduction du débit sanguin affecte particulièrement la médullaire externe, qui est particulièrement sensible à l'ischémie due à son activité métabolique élevée [20]. L'ischémie est aggravée chez les patients diabétiques et hypertendus qui ont une détérioration microvasculaire. 3) Libération des espèces réactives oxygénées libérées au décours de la reperfusion. La réserve d'antioxydant est diminuée chez les personnes âgées et le stress oxydatif de base est augmenté en cas d'IRC ou de diabète [20]. 4) Toxicité liée à l'inflammation secondaire à la cascade d'activation du complément et la libération de cytokines inflammatoires [20]. 5) Toxicité liée à l'obstruction tubulaire. Le risque de précipitation intratubulaire de la protéine de Bence-Jones chez les patients atteints de myélome, est diminué avec les PCI de nouvelle génération et l'hydratation [19, 21, 22].

1.3.4 Facteurs de risque

Des facteurs de risque individuel sur le développement de CIN ont été évalués, notamment dans l'étude SYCOMORE qui montrait que l'insuffisance rénale à l'admission était un marqueur pronostique majeur chez les patients présentant un syndrome coronaire aigu [23]. Mehran a publié un score prédictif de CIN, après avoir cumulé les différents facteurs de risques, chez 8357 patients ayant bénéficié d'une angioplastie coronaire [24] :

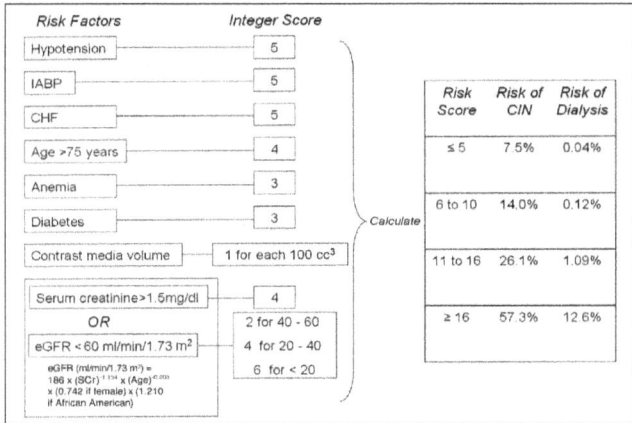

1.3.5 Impact pronostic

Avec l'augmentation de l'utilisation de procédure agiographique diagnostique et interventionnelle, de nombreuses études ont étudié l'impact des CIN à la suite d'interventions coronaires. Les CIN sont la 3ème cause, avec 12% des cas, d'IRA intra hospitalière [25]. Elles sont associées à une augmentation de la durée d'hospitalisation et des coûts liés aux soins ainsi que d'une hausse de la morbi-mortalité à court et long terme. Le recours à la dialyse est rare (< 1%) mais est associé à une mortalité intra-hospitalière et à un an très importante, 28% et 54% respectivement [26].

1.3.6 Prévention

Il n'y a pas de stratégies connues qui éliminent complètement le risque de survenue de CIN. Des réunions d'experts mettent en lumière les mesures permettant de prévenir les CIN [27]. Les patients doivent être stratifiés selon leur risque avant exposition au PC, et ceux à haut risque doivent avoir un suivi de la fonction rénale après exposition. La pré-hydratation par cristalloïde ou bicarbonate de sodium est recommandée afin d'avoir une volémie optimale au moment de l'exposition au PC [28]. Ceci est particulièrement vrai chez les sujets insuffisants rénaux. L'hydratation prévient la vasoconstriction rénale, diminue l'activité des systèmes vasopresseurs (système rénine angiotensine, endothéline, vasopressine), diminue la toxicité tubulaire directe (dilution du produit de contraste, diminution de l'obstruction tubulaire). Les traitements néphrotoxiques doivent être interrompus de façon temporaire (AINS, aminosides, IEC). Seulement les PIO et les PBO devraient être utilisés, avec un faible volume. Il existe une formule pour calculer la dose de contraste optimale ajustée au poids et à la créatinine [29], mais elle reste peu utilisée en pratique courante. L'hémodialyse n'offre pas de protection contre les néphropathies induites par les produits de contraste [30].

1.4. Infarctus du myocarde et néphropathies

Un syndrome coronaire aigu avec sus décalage du segment ST (SCA ST+) ou infarctus du myocarde (IDM) est un évènement clinique grave provoqué par une ischémie myocardique aiguë et doit bénéficier d'une revascularisation myocardique en urgence.

1.4.1. Physiopathologie

Le SCA ST+ est une nécrose ischémique systématisée du muscle cardiaque le plus souvent due à une thrombose occlusive brutale d'une artère coronaire. Cette occlusion coronaire thrombotique aiguë survient le plus souvent sur une plaque d'athérome devenue instable à la suite d'une érosion, d'une ulcération, d'une fissuration ou d'une rupture.

1.4.2. Épidémiologie

Le SCA ST+ constitue une urgence cardiologique absolue dont l'incidence reste encore élevée avec 120 000 cas par an en France. Son pronostic reste grave puisque il est responsable de 10 à 12% de la mortalité totale annuelle chez l'adulte en France. A cette mortalité, il faut ajouter une morbidité importante et le retentissement socio-économique qu'elle représente. La mortalité par SCA ST+ tient compte des morts subites, des décès secondaires à la prise en charge, des décès dus à des complications mécaniques (dont l'incidence diminue du fait de la revascularisation précoce), sans oublier le risque iatrogène (réponse individuelle au traitement médical, interventionnel ou chirurgical, dont par exemple les accidents vasculaires cérébraux induits par la thrombolyse ou encore les hémorragies favorisées par les antithrombotiques). Le SCA ST+ est une maladie qui comporte un risque létal important à court et à moyen terme, mais sa morbi-mortalité a toutefois été réduite de façon significative depuis 20 ans grâce à des progrès réalisés à plusieurs niveaux d'intervention, notamment :

- La mise en place d'unités de soins intensifs cardiologiques pour une prise en charge urgente et spécialisée avec une surveillance continue pour détecter des complications ;

- La prescription de thrombolyse pré-hospitalière par le SAMU ou hospitalière précoce en USIC pour une reperfusion myocardique à la phase aiguë le plus précocement possible ;

- L'expansion des procédures de revascularisation mécanique en urgence par angioplastie coronaire primaire. La disponibilité d'un grand nombre de services de cardiologie interventionnelle et les bons résultats observés dans de nombreux essais randomisés ont contribué à cette expansion.

1.4.3. Diagnostic

Son diagnostic est plus ou moins aisé et les difficultés diagnostiques sont plus fréquentes chez les femmes, les personnes âgées et les diabétiques. Il repose classiquement sur des signes cliniques et électrocardiographiques et de façon rétrospective sur des paramètres biologiques. Ces trois groupes de signes servent également de critères décisionnels pour la prescription d'une reperfusion. Dans sa forme typique, le SCA ST+ aigu associe une douleur persistante au-delà de 20 minutes, médio-thoracique et rétrosternale, oppressive, angoissante, irradiant dans le bras gauche, le cou et le maxillaire inférieur. L'électrocardiogramme (ECG) objective un sus-décalage du segment ST d'au moins 0,1 mV dans les dérivations frontales (D1, D2, D3, aVL et aVF), précordiales gauches (V4 à V6) ou postérieures (V7, V8, V9) et d'au moins 0,2 mV dans les dérivations précordiales droites (V1 à V3), dans au moins deux dérivations contiguës d'un territoire coronaire. L'élévation de marqueurs biologiques spécifiques fait partie des critères diagnostiques actuels et validés de nécrose myocardique: Parmi ces marqueurs, les troponines (I et T), de par leur cardio-spécificité, sont les marqueurs de référence. Cependant le délai d'apparition de ces marqueurs (4 heures) doit être pris en compte et, de ce fait, a peu d'impact sur une décision rapide de reperfusion. Devant un SCA ST+, la réalisation de dosages biologiques ne doit en aucun cas retarder la mise en route d'une stratégie de reperfusion. Chez les patients cliniquement suspects d'un SCA, la constatation d'un sus-décalage persistant du segment ST, selon les critères décrits ci-dessus, ou d'un bloc de branche gauche (BBG) récent ou présumé récent doit conduire à proposer, sans retard, une reperfusion précoce.

1.4.4. La revascularisation en urgence par angioplastie primaire

Bien qu'une reperfusion coronaire spontanée puisse se produire, dans la majorité des cas il persiste une occlusion de l'artère en cause, entrainant une nécrose myocardique. La recanalisation coronaire peut s'effectuer par des moyens pharmacologiques (fibrinolyse), par l'angioplastie primaire (angioplastie par ballonnet avec ou sans déploiement d'un stent coronarien) ou chirurgicalement (pontage aorto-coronaire en urgence). Il a été largement démontré que la reperfusion coronaire précoce à la phase aiguë du SCA ST+ contribuait de manière importante à améliorer le pronostic des patients. Les recommandations européennes préconisent que l'angioplastie primaire soit le traitement de choix, surtout si elle peut être réalisée dans les 12 premières heures suivant le début des symptômes [31]. L'angioplastie coronaire est dite primaire lorsqu'elle a lieu sans traitement fibrinolytique préalable. Elle permet d'assurer et de maintenir la perméabilité des artères coronaires ainsi que de diminuer le risque hémorragique par rapport à la fibrinolyse. Même si de nombreux progrès ont été effectués dans ce domaine, la revascularisation chirurgicale ne peut pas, sauf cas particuliers, être une option à privilégier.

1.4.5. Les néphropathies après angioplastie primaire

Les patients présentant un IDM traité par angioplastie primaire, sont à haut risque de développer une CIN pour plusieurs raisons. Tout d'abord, un patient avec un IDM traité médicalement peut développer une insuffisance rénale aiguë (IRA) avec le même pronostic que celui des CIN, suggérant que l'IRA peut résulter d'une composante hémodynamique ou ischémique. Puis, le manque de contrôle du volume de PCI dans cette situation d'urgence, l'impossibilité de démarrer la plupart des procédures prophylactiques et le nombre croissant de patients diabétiques ou les personnes âgées, rend les patients atteints d'IDM à haut risque de développer une CIN. Inversement, peu d'études ont rapporté la quantité de contraste utilisée dans les IDM [32]. Les données sur la CIN dans l'infarctus du myocarde traité par angioplastie primaire font défaut. Depuis plusieurs années, la société européenne de néphrologie établit l'estimation de la CrCl ou du DFG comme méthodes de choix pour l'évaluation de la fonction rénale. Il semble de ce fait logique que la définition de CIN inclue une évaluation basée sur la CrCl ou le DFG plutôt qu'une variation absolue de créatinine utilisée dans l'actuelle définition.

1.4.6. Intérêt de l'étude

Jusqu'à présent, dans le cadre des IDM traités par angioplastie primaire, la valeur pronostique de chaque définition de CIN n'a jamais été étudiée et plusieurs questions sont sans réponses :

- Quel est l'impact des CIN dans une population d'IDM traitée par angioplastie primaire ?
- Quelle est la meilleure définition de CIN pour prédire la mortalité ?
- Quel est l'impact des CIN chez les patients avec ou sans instabilité hémodynamique ? Et ceux avec ou sans néphropathie préexistante ?
- Quel est la part de risque attribuable au volume de contraste?

L'objectif de ce travail est d'évaluer l'utilité d'une nouvelle définition basée sur la clairance de la créatinine dans une population d'IDM traitée par angioplastie primaire dans le but d'évaluer

- L'incidence des CIN
- la valeur prédictive de mortalité intra hospitalière et à un an
- le rôle du volume de contraste
- identifier une population à haut risque qui pourrait bénéficier de thérapeutiques néphroprotectrices.

2. MATERIEL ET METHODES

2.1. Le registre e-PARIS

Le registre e-PARIS est un registre monocentrique incluant consécutivement tous les patients hospitalisés pour un SCA en unité de soins intensifs cardiologiques de l'hôpital de la Pitié-Salpêtrière. Il s'agit d'un registre électronique (registre en ligne sécurisé) avec collection prospective des données regroupant les caractéristiques cliniques des patients, les thérapeutiques administrées dans les 24 premières heures suivant leur admission, les résultats de la coronarographie et des différents prélèvements biologiques, les éventuelles complications intra-hospitalières notamment ischémiques et hémorragiques, ainsi que les traitements administrés à la sortie de l'hôpital. Ce registre clinique permet d'évaluer les pratiques du service, de vérifier l'adéquation aux recommandations et met à disposition une base de données utilisée pour la recherche clinique.

2.2. Critères d'inclusion

Tous les patients présentant un SCA ST+ admis entre juin 2004 et février 2009 pour angioplastie primaire en salle de cathétérisme à l'Institut de Cardiologie de l'hôpital de la Pitié-Salpêtrière ont été inclus dans le registre e-PARIS, sans exclusion des patients ayant présenté un arrêt cardiaque extrahospitalier ou un choc cardiogénique. Le SCA ST + a été défini par la présence d'une douleur thoracique typique d'ischémie myocardique associée à des modifications de l'ECG : sus-décalage du segment ST avec élévation du point J d'au moins 0,2 mV dans les dérivations précordiales et au moins 0,1 mV dans les autres dérivations, dont au minimum 2 contiguës ou apparition d'un bloc de branche gauche.

2.3. Critères d'exclusion

Nous avons exclu les patients dont le diagnostic final n'était pas celui de SCA ST+, les patients thrombolysés et ceux dialysés au long cours. Les patients pour lesquels il manquait les valeurs de créatinine n'ont pas été inclus dans cette analyse.

17

2.4. Procédure d'angioplastie primaire

L'angioplastie primaire est réalisée par le cardiologue interventionnel d'astreinte en accord avec les recommandations internationales concernant le SCA ST+. L'approche radiale est privilégiée, à l'exception des patients présentant une instabilité hémodynamique. Tous les patients ont été traités par aspirine et anticoagulant durant le transfert. Une dose de charge de clopidogrel de 600 à 900 mg ou de Prasugrel de 60 mg a été donnée le plus tôt possible. La thrombo-aspiration a été utilisée le plus souvent possible et a été suivie par une implantation de stent (sauf si elle était considérée comme inappropriée par le praticien).

Dans le cadre de leur transfert, les patients ne reçoivent aucune hydratation préalable et une hydratation post procédure était recommandée chez tous les patients en utilisant 1000 ml de sérum salé isotonique intraveineux (débit de 0.6mL/kg par heure pour 24 heures) avec comme exception les patients avec un score Killip $\geq$ 3. Aucun patient n'a reçu de N-acétylcystéine ou de bicarbonate. Le produit de contraste utilisé à l'institut de cardiologie est l'ioxaglate (hexabrix), un dimère ionique de basse osmolalité. La dose de contraste a été laissée à la discrétion du cardiologue interventionnel. Le traitement médical au décours de la procédure, comprenait le traitement anti ischémique, hypolipémiant et antithrombotique conforme aux recommandations thérapeutiques.

2.5. Variables étudiées

2.5.1. Caractéristiques de base des patients

Les caractéristiques de base des patients (âge, antécédents coronariens, facteurs de risque cardio-vasculaire, insuffisance rénale) ainsi que les paramètres cliniques à la présentation (tension artérielle, fréquence cardiaque, stade Killip), les modifications de l'ECG, les données biologiques (créatinine plasmatique, CPK, troponine, NFS) et échographique (FEVG) ont été recueillies de façon prospective et inclues dans le registre e-PARIS. Une attention particulière a été portée sur les données hémodynamiques durant la procédure et l'hospitalisation afin de caractériser les patients ayant eu une instabilité ou une défaillance hémodynamique. L'entité instabilité hémodynamique correspondait aux patients ayant une hypotension artérielle avec une PAS < 90 mmHg durant une heure ou nécessitant l'utilisation d'inotrope ou l'utilisation d'un ballon de contre pulsion intra aortique. Les patients qui avaient également une FC basse < 40 battements par minutes et ou en bloc auriculo ventriculaire du 3ème degré avec nécessité de mise en place d'une sonde d'entrainement électro-systolique étaient également considérés comme ayant eu une instabilité hémodynamique.

Les données concernant les traitements à l'admission et durant le suivi ont été enregistrées, ainsi que les évènements indésirables intra-hospitaliers. La concentration de la créatinine a été mesurée à l'admission, avant l'exposition au produit de contraste, et chaque jour durant l'hospitalisation jusqu'à la sortie. Nous avons estimé la clairance de la créatinine en appliquant la formule de Cockcroft-Gault et le DFG estimé selon la formule MDRD à partir du pic de créatinine mesuré dans les 72 heures après l'angioplastie. Le volume de produit de contraste administré a été recueilli au décours de chaque coronarographie.

2.5.2. Classification et scores

- La classification Killip permet de stratifier le risque des patients souffrant d'un SCA ST+ en fonction de la présence ou non d'une insuffisance cardiaque, de l'absence de celle-ci (stade 1) au choc cardiogénique (stade 4).

- Le score TIMI Flow [33], décrit en 1985, permet l'évaluation semi-quantitative de la vitesse de progression du produit de contraste au niveau de la portion épicardique des artères coronaires. Il en existe 4 stades, du flux TIMI 0 correspondant à une absence de flux coronaire au flux TIMI 3 qui est normal. Les films de coronarographie ont été analysés au sein d'un "Core-laboratory" en aveugle par rapport aux données cliniques du patient.

- Le score de risque TIMI (thrombolysis in myocardial infarction) [34], dédié pour les SCA ST+ évalue le risque de décès à un mois, selon le risque ischémique initial. L'utilisation du score de risque TIMI tient compte de 7 paramètres (âge 65-74/ ≥75 = 2/3 points ; PAS < 100 = 3 points ; FC > 100 = 2 points ; Killip II-IV= 2 points ; élévation du ST en antérieur ou BBG= 1 points ; diabète ou HTA ou antécédent d'angor = 1 point ; poids< 67 kg = 1 point; délai de la revascularisation > 4h= 1 point). Le score minimal est donc de 0 et maximal de 14.

- Le score de risque de Mehran [24], évalue le risque de développer une CIN après angioplastie primaire, les patients ayant un IDM ont été exclus. Différents groupes de risque ont été individualisés et leur impact a été évalué. On distingue les patients ayant un faible risque (score ≤ 5), un risque modéré (6 à 10), un haut risque (11 à 15) et un très haut risque (≥ 16) de développer une CIN : 8.4 − 12.8 − 29.9 − 55.9% respectivement. En noir, les données issues de la base de donnée en développement et en blanc celles issues de la base de donnée validée.

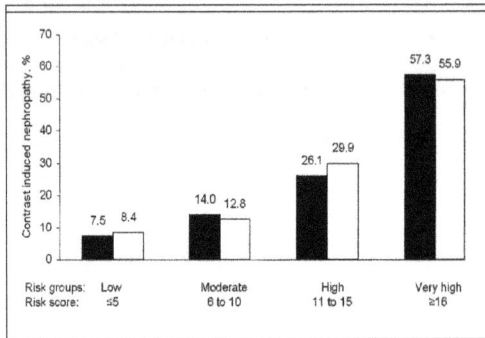

La valeur prédictive pour la mortalité à un an de ce score de risque pour les CIN a été également étudiée et une corrélation a été retrouvée. Les patients ayant un faible risque, un risque modéré, un haut risque et un très haut risque de développer une CIN ont une mortalité à un an de 2 − 5.7 − 13.5 − 33.3% respectivement.

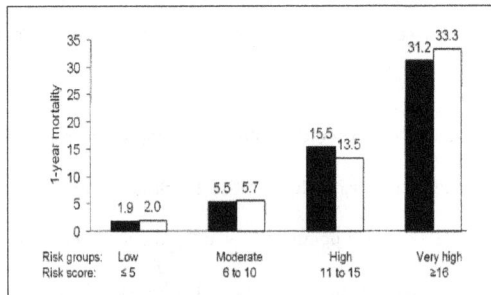

Dans notre étude, les patients ayant un score de risque ≥ 11 ont été considérés pour l'analyse prédictive de la mortalité intra hospitalière et à un an.

- Le score de risque de Marenzi [35] a évalué les facteurs prédictifs de CIN et la mortalité intra-hospitalière chez 208 patients avec IDM traités par angioplastie primaire. Ce score tient compte de l'âge (≥ 75 ans = 1), du territoire myocardique atteint (antérieur = 1), du délai de reperfusion (≥6h = 1), du volume de contraste (≥ 300 ml = 1) et de l'utilisation d'un ballon de contre pulsion (=1). Selon le résultat du score : 0 – 1 – 2 – 3 – 4/5, l'incidence des CIN est de 4 – 8 – 24 – 39 – 100% respectivement.

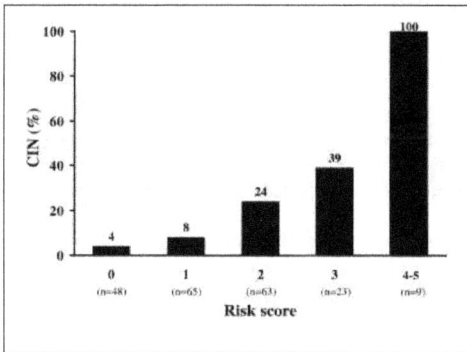

L'incidence de la mortalité intra-hospitalière selon le score de score de risque est de 0 – 0 – 8 – 13 – 56% respectivement.

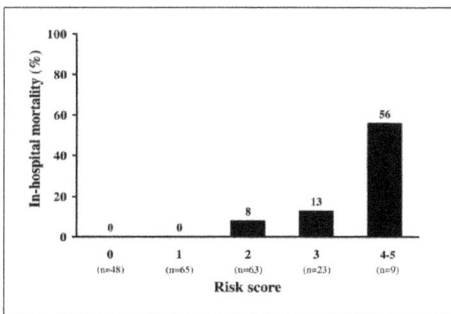

Dans notre étude, les patients ayant un score de risque ≥ 3 ont été considérés pour l'analyse prédictive de la mortalité intra hospitalière et à un an.

- En accord avec la formule publiée par Cigarroa [29], pour chaque patient a été calculée la dose de contraste maximale (DCM) (mL) = poids (Kg) x 5 / créatinine sérique (mg/dL). A partir de cette limite, nous avons calculé le Contraste Ratio (CR) = volume de contraste administré (VCA) / DCM.

Pour cette étude, une insuffisance rénale pré-procédurale a été jugée modérée si la clairance de la créatinine estimée par la formule CG était inférieure à 60 ml/min et sévère si inférieure à 30 ml/min

2.6. Définitions des néphropathies induites par les produits de contraste

La CIN était définie comme une IRA survenant dans les 72h suivant l'administration de PDC, en l'absence d'autre étiologie. La définition classique a été définie par un accroissement de la créatinine sérique de plus de 25% par rapport à la valeur de base. La nouvelle définition a été définie par une baisse de plus de 25% de la clairance de la créatinine ou du débit de filtration glomérulaire estimé selon la formule de Cockcroft-Gault (CG) ou la formule Modification of Diet in Renal Disease (MDMR) respectivement.

2.7. Objectifs

L'objectif principal de ce travail était :

- Evaluer l'utilité d'une nouvelle définition de CIN basée sur la CrCl estimée ou le DFG estimé en les comparant à la définition classique basée sur la concentration de créatinine (CrCo) pour identifier les patients à haut risque de mortalité. Le critère d'évaluation principal était le décès intra hospitalier.

Les objectifs secondaires étaient :

- Evaluer la prévalence des CIN.
- Evaluer les décès de toute cause après un an de suivi.
- Identifier les prédicteurs indépendants de CIN, en particulier l'impact du volume de PCI et l'instabilité hémodynamique.

- Comparer l'impact des CIN avec les autres prédicteurs indépendants de mortalité intra hospitalière et à un an.

2.8. Schéma d'étude et suivi

Tous les patients ont été prévus pour une consultation post SCA ST+ à un mois, 6 mois et 12 mois. Tous les événements cardiovasculaires et toutes les causes de mortalité intra hospitalière ont été notés. Le suivi à 1 an a été réalisé par une revue des dossiers, lors des consultations à distance de l'épisode initial, ou par contact téléphonique.

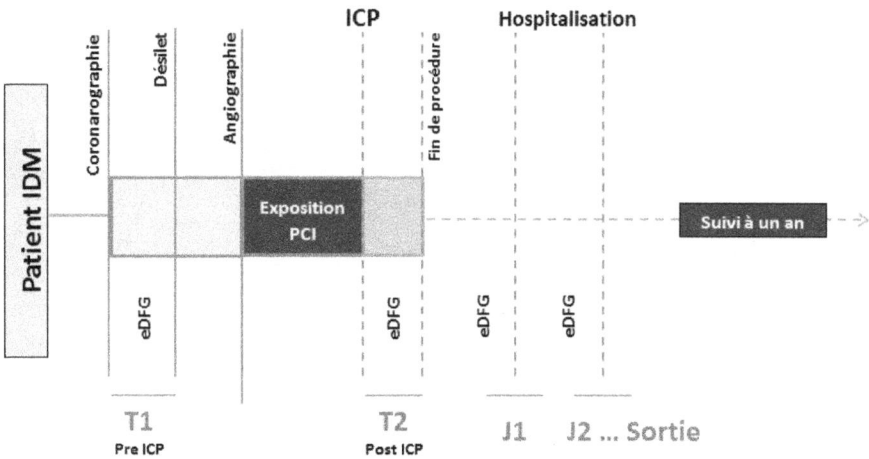

2.9. Analyse statistique

Les variables continues ont été présentées sous forme de moyenne ± déviation standard (DS) et ont été comparées avec le test t de Student. Les variables catégorielles ont été exprimées en taux ou pourcentage et comparées par le test $\chi2$ ou test de Fisher. Le seuil de significativité a été fixé à 5%. Un premier modèle de régression logistique multivarié a évalué les variables (facteurs confondants) indépendantes associées à une CIN en accord avec la définition classique et a été répété pour la nouvelle définition (MDRD et CG). Un autre modèle de régression logistique multivarié a évalué les variables indépendantes associées avec la mortalité intra hospitalière. Les variables qui ont été associées avec la mortalité hospitalière sur l'analyse univariée (valeur de p < 0.05) ont été inclues dans le modèle multivarié. Finalement, nous avons évalué la sensibilité et la spécificité des définitions basées sur la CrCo, la eCrCl ou eDFG par l'analyse des courbes ROC afin d'identifier les patients avec décès intra hospitalier, à un an, et ceux qui ont survécu. Toutes les analyses ont été réalisées avec le logiciel GraphPad Prism 6 et le logiciel R.

3. RESULTATS

3.1. Population et caractéristiques de base

Nous avons inclus 1114 patients consécutifs, avec un diagnostic confirmé d'IDM, y compris ceux ayant présenté un arrêt cardiaque extrahospitalier ou un choc cardiogénique. Leurs caractéristiques de base, les traitements et les données de procédure sont présentés dans le tableau 1.

Démographie		Données liées à la procédure	
Age, ans, (m±DS)	62,9 ± 14.1		
Homme	845 (75.9%)		
Antécédents		Délai douleur-ATL, min, (m±DS)	309 ± 272
Obésité (IMC > 30 Kg/m²), n (%)	181 (16.2%)	Voie radiale, n (%)	1029 (92.4%)
Diabète, n (%)	217 (19.5%)	Volume PDC, mL, (m±DS)	214 ± 70
Dyslipidémie, n (%)	494 (44.3%)	Contraste >300 mL, n (%)	123 (11.1%)
Tabac, n (%)	503 (45.1%)	DCM estimée, (m±DS)	418,2 ± 141.2
HTA, n (%)	521 (46.8%)	Contraste Ratio, (m±DS)	0,6 ± 0.5
Hérédité coronaire, n (%)	244 (22%)	Contraste ratio > 1, n (%)	91 (8.2%)
Angioplastie coronaire, n (%)	122 (10.6%)	Anti GP IIb/IIIa, n (%)	807 (72.4%)
IDM, n (%)	62 (5.6%)	Pluritronculaires, n (%)	219 (19.7%)
Pontage aorto coronaire, n (%)	44 (3.9%)	Flux TIMI 0/1 pré PCI, n (%)	702 (63%)
Données à la présentation		Mise en place de stents, n (%)	1033 (92.7%)
PAS, mmHg, (m±DS)	129 ± 26.3	Flux TIMI 3 post PCI, n (%)	995 (89.4%)
Hypotension (PAS <90mmHg), n (%)	56 (5%)	**Données post ICP**	
Fréquence cardiaque, bpm, (m±DS)	79,2 ± 17.1	Instab. hémodynamique, n (%)	154 (13.8%)
Stade Killip, (m±DS)	1,3 ± 0.7	Troponine I (pic), UI/l, (m±DS)	92,7 ± 196.7
Score de risque TIMI, (m±DS)	3,7 ± 2.5	FEVG, %, (m±DS)	50,1 ± 12.7
SCA ST+ antérieur, n (%)	434 (39%)	bêtabloquants, n (%)	846 (75.9%)
AC extra hospitalier, n (%)	55 (5%)	IEC/ARA2, n (%)	859 (77.1%)
Néphropathie pré existante		Statine, n (%)	937 (84.1%)
Créatinine, (m±DS)	90 ± 55.4	Diurétiques pdt hospit. , n (%)	214 (19.2%)
eDFG (KG), (m±DS)	88,3 ± 38.2	Créatinine (max pdt hospit.), (m±DS)	102,9 ± 72.3
eDFG (MDRD), (m±DS)	87,1 ±32.9	eDFG (KG), (m±DS)	80,9 ±37.5
eClCr < 60 ml/min, n (%)	271 (24.3%)		
eClCr <30ml/min, n (%)	48 (4.3%)		

Tableau 3. Caractéristiques de base des patients. Les valeurs sont exprimées en nombre et pourcentage : n (%) ou en moyenne et déviation standard (m±DS). IMC : indice de masse corporelle ; HTA : hypertension artérielle ; PAS : pression artérielle systolique ; eDFG : débit de filtration glomérulaire estimé ; eClCr : clairance de la créatinine estimée ; TIMI : thrombolysis in myocardial infarction ; AC : arrêt cardiaque ; ATL : angioplastie transluminale ; DCM : dose de contraste maximale.

3.2. Incidence des néphropathies induites par les produits de contraste et de la mortalité

3.2.1. Incidence des néphropathies aux produits de contraste

L'incidence des CIN est représentée sur la figure 2. Les CIN sont survenues chez 203 (18.2%), 144 (12.9%) et 174 (15.6%) patients selon la définition classique, CG et MDRD respectivement. En excluant les 154 patients avec une instabilité hémodynamique, les CIN sont survenues chez 121 (12.6%), 83 (8.6%) et 98 (10.2%) patients avec la définition classique, CG et MDRD.

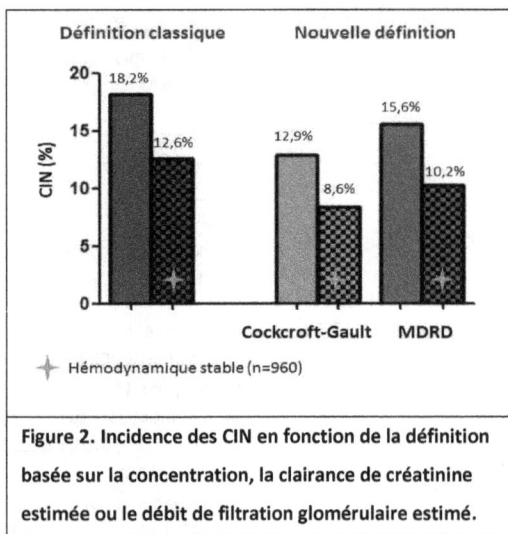

Figure 2. Incidence des CIN en fonction de la définition basée sur la concentration, la clairance de créatinine estimée ou le débit de filtration glomérulaire estimé.

3.2.2. Incidence de la mortalité intra-hospitalière

L'incidence de la mortalité intra-hospitalière est représentée sur la figure 3. L'incidence de la mortalité globale était de 6.2 % sur l'ensemble de la population étudiée (n=1114). Les patients avec une CIN présentaient un taux élevé de mortalité variant de 13.8% avec la définition classique, 18.1% et 16.1% avec CG et MDRD respectivement. La même tendance était observée en excluant les patients ayant une instabilité hémodynamique avec un taux de mortalité de 4.3%, 6.5% et 5.3%.

26

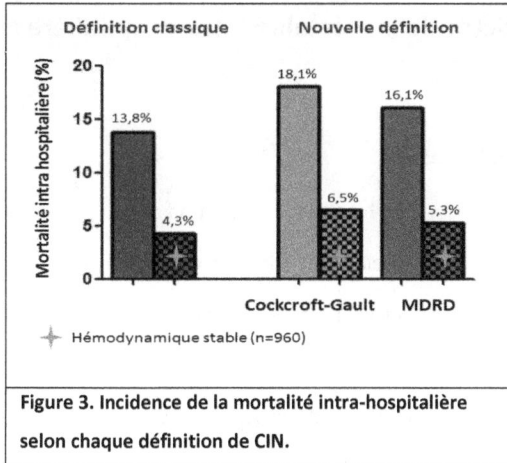

Figure 3. Incidence de la mortalité intra-hospitalière selon chaque définition de CIN.

3.2.3. Incidence de la mortalité à un an

L'incidence de la mortalité à un an est représentée sur la figure 4. L'incidence de la mortalité globale était de 9.1 % sur l'ensemble de la population étudiée. Les patients avec une CIN présentaient un taux élevé de mortalité variant de 17.4% avec la définition classique, 21.7% et 19.8 % avec CG et MDRD respectivement. La même tendance était observée en excluant les patients ayant une instabilité hémodynamique avec un taux de mortalité de 8.2%, 10.1% et 9.2%.

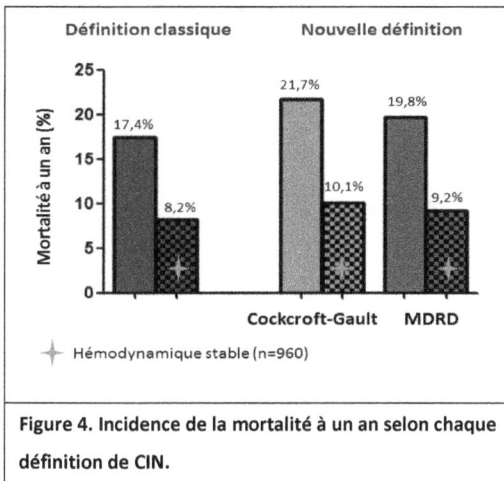

Figure 4. Incidence de la mortalité à un an selon chaque définition de CIN.

3.3. Facteurs prédictifs de la mortalité intra-hospitalière et à un an

3.3.1. En analyse univariée

Les facteurs prédictifs de mortalité intra-hospitalière et à un an sont résumés dans le Tableau 2. Les facteurs prédictifs indépendants de mortalité sont principalement composés de leur sévérité clinique à l'admission avec l'instabilité hémodynamique (OR= 19.6 (11.1-34.4), p<0.0001) et l'arrêt cardiaque extra hospitalier (OR=12.2 (6.3-23.7), p<0.0001).

Les patients ayant une insuffisance rénale modérée (eCrCl < 60 mL/min) à leur entrée en salle de cathétérisme, avant l'exposition au PDC, avaient une mortalité intra-hospitalière accrue par rapport aux patients sans maladie rénale (OR= 4 (2.4-6.6), p< 0.0001). Les patients ayant une insuffisance rénale sévère (eCrCl<30 mL/min) avaient une mortalité supérieure par rapport aux patients sans maladie rénale (OR=5.2 (2.5-10.6), p<0.0001).

Les patients développant une CIN avaient une mortalité intra-hospitalière accrue par rapport aux patients sans CIN (OR=3.4 (2-5.6), p<0.0001). Ceci est particulièrement vrai lorsque la définition de CIN se base sur l'estimation de la clairance de la créatinine (OR=4.8 (2.8-8), p<0.0001).

Les patients recevant de très hauts volumes de contraste (> 300 ml) avaient une mortalité plus importante que les patients recevant un volume de contraste moins important (OR=2.3 (1.2-4.5), p=0.029).

Les patients à haut risque de CIN, selon le score de Mehran ou le score Marenzi, avaient une mortalité intra-hospitalière accrue par rapport aux patients à bas risque ou à risque modéré : OR= 14.8 (8.7-25.3), p< 0.0001 et OR=4.3 (2.2-8.4), p<0.0001 respectivement.

La même tendance était observée avec la mortalité à un an.

Tableau 3. Facteurs prédictifs de mortalité intra hospitalière et à un an en analyse univariée.

Variables	Intra Hospitalière			Un an		
	OR Univarié	IC 95%	p	OR Univarié	IC 95%	p
Instabilité hémodynamique	19.6	11.1-34.4	<0.0001	11.3	7.1-17.8	<0.0001
AC extra hospitalier	12.2	6.3-23.7	<0.0001	9.5	5.1-17.8	<0.0001
Voie fémorale	9	5.0-16.2	<0.0001	6.7	3.9-11.5	<0.0001
PAS <90 mmHg	5.6	2.7-11.6	0.0001	4.9	2.5-9.5	0.0001
IR prePCI<30 mL/min	5.2	2.5-10.6	<0.0001	7.9	4.2-14.7	<0.0001
CIN DEF#2 définition CG	4.8	2.8-8.0	<0.0001	3.4	2.1-5.4	<0.0001
CIN DEF#2 définition MDRD	4.2	2.5-7.0	<0.0001	3	1.9-4.8	<0.0001
IR prePCI<60 mL/min	4.0	2.4-6.6	<0.0001	5.4	3.5-8.2	<0.0001
Contraste Ratio >1	3.8	2.0-7.5	0.0003	5.0	2.9-8.6	<0.0001
CIN DEF#1 définition classique	3.4	2.0-5.6	<0.0001	2.5	1.6-4.0	0.0001
Maladie pluritronculaire	2.6	1.5-4.5	0.001	2.0	1.2-3.2	0.0053
>75 ans	2.6	1.6-4.2	0.0003	4.0	2.6-6.0	<0.0001
Contraste dose > 300mL	2.3	1.2-4.5	0.029	2.2	1.2-3.9	0.0106
Scores de Risque	OR Univarié	IC 95%	p	OR Univarié	IC 95%	p
MEHRAN ≥ 11	14.8	8.7-25.1	<0.0001	11.2	7.1-17.4	<0.0001
TIMI Risk Score	4.9	2.8-8.6	<0.0001	6.2	3.9-9.7	<0.0001
MARENZI ≥ 3	4.3	2.2-8.4	<0.0001	4	2.2-7.3	<0.0001

3.3.2. En analyse multivariée

Dans l'analyse multivariée ajustée aux caractéristiques de base des patients, les facteurs prédictifs de mortalité intra-hospitalière et à un an sont résumés dans le Tableau 3.

Les patients ayant présenté un AC extra hospitalier avaient une mortalité intra-hospitalière accrue par rapport aux patients n'ayant pas présenté d'AC (OR=18 (7.7-41.9), p<0.0001).

Les patients ayant une insuffisance rénale modérée à leur entrée en salle de cathétérisme, avant l'exposition au PCI, avaient une mortalité intra-hospitalière accrue par rapport aux patients sans maladie rénale (OR= 4.6 (2.2-9.8), p< 0.0001). Les patients ayant une insuffisance rénale sévère (eCrCl<30 mL/min) avaient une mortalité supérieure par rapport aux patients sans maladie rénale (OR=4.2 (1.7-9.7), p=0.0012).

Les patients développant une CIN avaient une mortalité intra-hospitalière accrue par rapport aux patients sans CIN (OR=2.6 (1.4-4.9), p=0.0026). Ceci est particulièrement vrai lorsque la définition de CIN se base sur l'estimation de la clairance de la créatinine (OR=3.3 (1.7-6.3), p=0.0004).

La même tendance était observée avec la mortalité à un an.

Tableau 4. Facteurs prédictifs de mortalité intra-hospitalière et à un an en analyse multivariée.

Variables	Intra Hospitalière			Un an		
	OR Multivarié	IC 95%	p	OR Multivarié	IC 95%	p
AC extra hospitalier	18	7.7-41.9	<0.0001	18.2	8.3-40.4	<0.0001
IR prePCI<30 mL/min	4.2	1.7-9.7	0.0012	6.5	3.05-13.6	<0.0001
IR prePCI<60 mL/min	4.6	2.2-9.8	<0.0001	4.7	2.5-8.8	<0.0001
CIN DEF#2 définition CG	3.3	1.7-6.3	0.0004	2.3	1.7-6.3	0.0054
CIN DEF#2 définition MDRD	3.1	1.6-5.8	0.0005	2.2	1.23-3.9	0.0064
CIN DEF#1 définition classique	2.6	1.4-4.9	0.0026	2.0	1.1-3.4	0.016
> 75 ans	1.5	0.7-3.2	0.29	2.7	1.4-5.1	0.002

3.4. Effets cumulés de l'insuffisance rénale et de la néphropathie aux produits de contraste sur la mortalité intra hospitalière.

Les patients n'ayant pas d'insuffisance rénale à l'admission (eCrCl ≥ 60 mL/min) ont un très faible taux de mortalité s'ils ne développent pas de CIN (2.4%) ; cette mortalité augmente à 13.7% s'ils développent une CIN (définition CG) durant l'hospitalisation (OR 6.4 95% IC 3.1-13.3 ; p<0.0001). Les patients ayant une insuffisance rénale à l'admission ont un taux de mortalité de 10.9% et ce taux augmente jusqu'à 28.6% s'ils développent une CIN durant l'hospitalisation (OR 3.3 95% IC 1.5-7.2 ; p<0.0001) (figure 5).

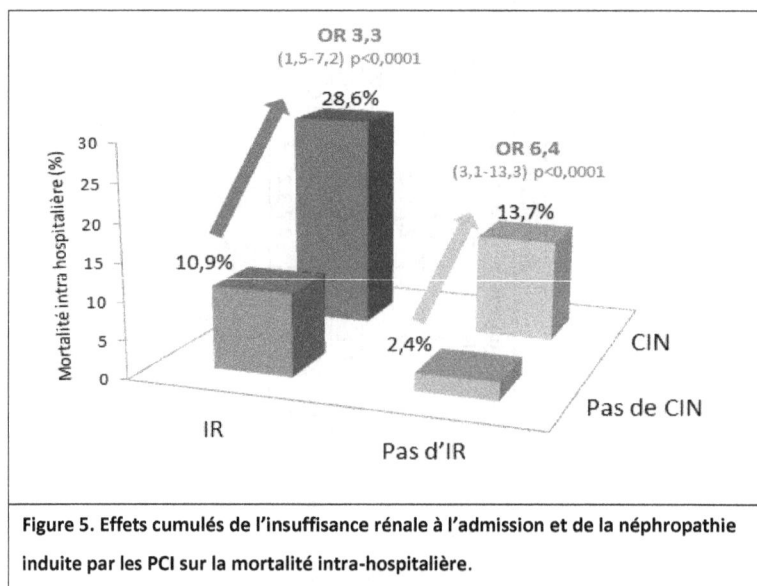

Figure 5. Effets cumulés de l'insuffisance rénale à l'admission et de la néphropathie induite par les PCI sur la mortalité intra-hospitalière.

3.5. Mortalité à un an : valeur pronostique des définitions nouvelle et classique.

Le suivi à un an était complet à 96.6% (37 patients perdus de vue), la mortalité globale était de 9.1%. Les courbes de Kaplan Meier sont représentées sur la figure 6. La nouvelle définition CG avait un Hazard ratio (HR) le plus élevé : 5.5 (3-10.2), p<0.0001. Le HR de la définition MDRD était de 4.3 (2.5-5.6) et celui de la définition classique était de 3.2 (1.9-5.3).

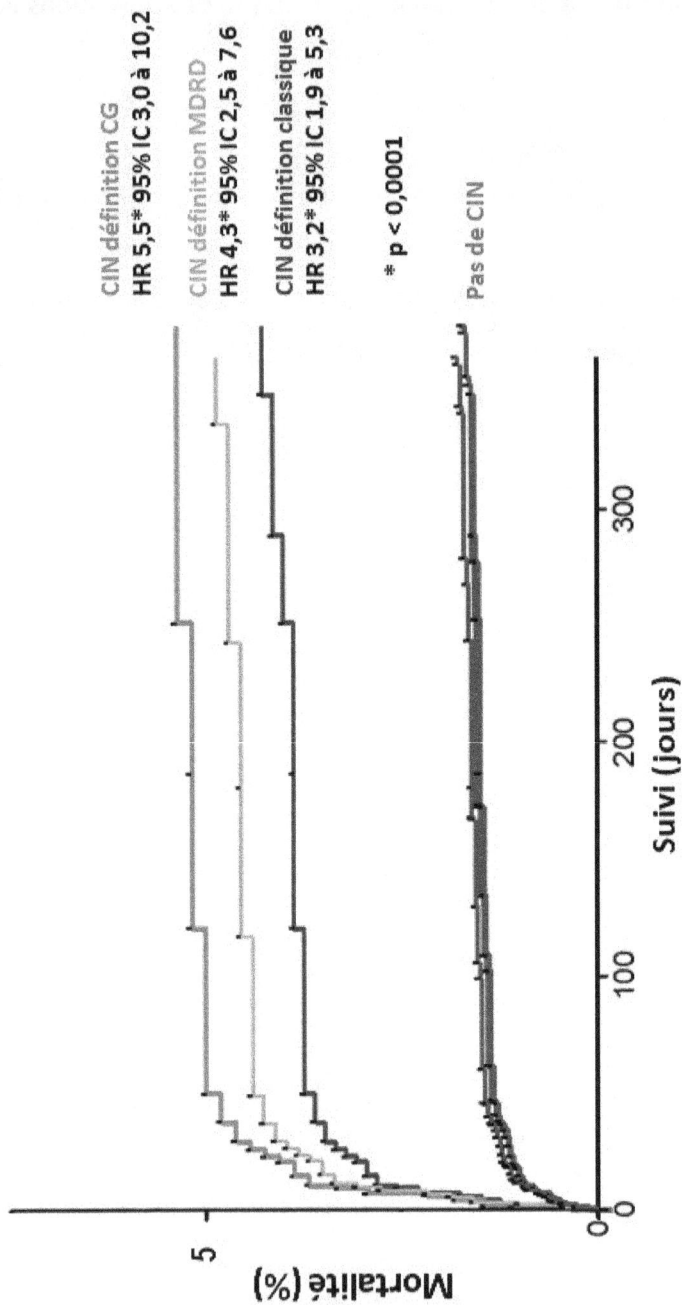

Figure 6. Mortalité toutes causes à 1 an de suivi en fonction de la définition accordée au CIN en analyse univariée.

CIN définition CG
HR 5,5* 95% IC 3,0 à 10,2

CIN définition MDRD
HR 4,3* 95% IC 2,5 à 7,6

CIN définition classique
HR 3,2* 95% IC 1,9 à 5,3

* p < 0,0001

Pas de CIN

Mortalité (%)

5

Suivi (jours)

100   200   300

0

3.6. Facteurs prédictifs de néphropathies aux produits de contraste

Les variables cliniques et biologiques ont été intégrées dans deux scores validés prédicteurs de CIN.

3.6.1. Score de risque de Mehran

En divisant la population en quartile de risque de CIN selon le score de Mehran, on notait une augmentation de l'incidence de CIN (définition CG) de quartile en quartile en analyse univariée, de 8% pour le premier jusqu'à 31.3% pour le quatrième (p<0.0001) (figure 7, tableau 5)

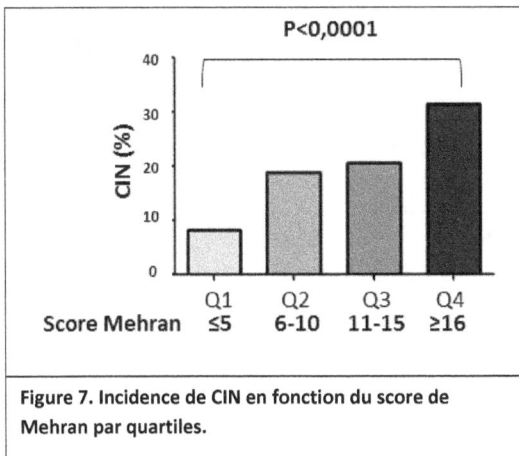

Figure 7. Incidence de CIN en fonction du score de Mehran par quartiles.

Tableau 5. Incidence de CIN en fonction du score de Mehran par quartiles et OR correspondant.

Score de risque MEHRAN	CIN DEF 2 CG	OR univarié	IC 95%	p
Faible ≤ 5 ou Q1	8.0%	1.0	N/D	N/D
Modéré 6 à 10 ou Q2	18.7%	2.6	1.7-4.0	<0.0001
Haut 11 à 15 ou Q3	20.5%	2.9	1.6-5.3	0.0007
Très haut ≥ 16 ou Q4	31.3%	5.2	2.9-9.4	<0.0001

3.6.2. Score de risque de Marenzi

En divisant la population en quartile de risque de CIN selon le score de Marenzi, on notait une augmentation de l'incidence de CIN de quartile en quartile en analyse univariée, de 7.8% pour le premier jusqu'à 22.7% pour le quatrième (p=0.0047) (figure 8, tableau 6).

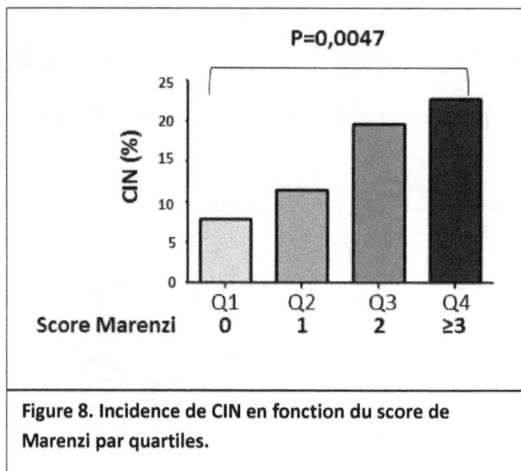

Figure 8. Incidence de CIN en fonction du score de Marenzi par quartiles.

Tableau 6. Incidence de CIN en fonction du score de Marenzi par quartiles et OR correspondant.

Score de risque MARENZI	CIN DEF 2 CG	OR univarié	IC 95%	p
0 ou Q1	7.8%	1.0	N/D	N/D
1 ou Q2	11.4%	1.5	0.9-2.4	0.15
2 ou Q3	19.5%	2.5	1.5-4.1	0.0003
≥3 ou Q4	22.7%	2.9	1.5-5.8	0.0047

3.7. Rôle du volume de contraste

3.7.1. Incidence des néphropathies induites par les produits de contraste

Sur l'ensemble de la population

En divisant l'ensemble de la population en quartile de volume de contraste, on ne notait pas d'augmentation de l'incidence des CIN, basée sur la définition CG, en analyse univariée: 13.1% pour le premier et 13% pour le dernier quartile (p=NS) (figure 9)

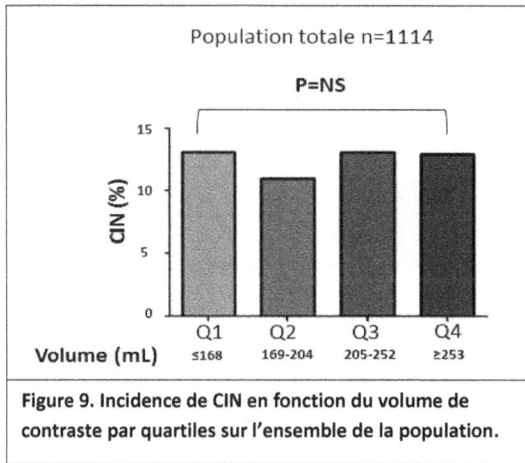

Figure 9. Incidence de CIN en fonction du volume de contraste par quartiles sur l'ensemble de la population.

Un CR supérieur à 1 n'était pas associé de façon significative à une augmentation de CIN (OR=1.5 (0.8-2.6), p=0.24). Les patients recevant de très hauts volumes de contraste (> 300 ml) n'avaient pas plus de CIN que les patients recevant un volume de contraste moins important (OR=1 (0.6-1.8), p=1), (tableau 7).

Variables	CIN DEF 2 CG	OR univarié	IC 95%	p
Contraste dose				
60-168 mL ou Q1	13.1%	1.0	N/D	N/D
169- 204 mL ou Q2	11.0%	0.8	0.5-1.4	0.504
205-252 mL ou Q3	13.1%	1	0.6-1.6	1
253-660 mL ou Q4	13.0%	0.9	0.6-1.5	0.79
Contraste Ratio > 1	17.3%	1.4	0.8-2.6	0.24
Contraste dose >300 mL	12.7%	1.0	0.6-1.8	1

Chez les patients stables sur le plan hémodynamique

En divisant la population n'ayant pas présenté d'instabilité hémodynamique en quartile de volume de contraste, on ne notait pas d'augmentation de l'incidence des CIN, basée sur la définition CG, en analyse univariée: 12% pour le premier et 7.4% pour le dernier quartile (p=NS), (figure 10)

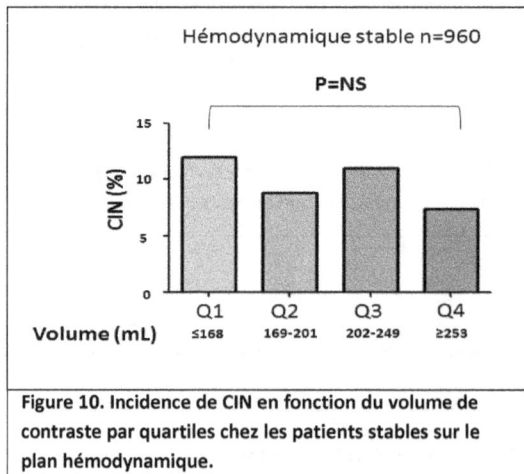

Figure 10. Incidence de CIN en fonction du volume de contraste par quartiles chez les patients stables sur le plan hémodynamique.

Un CR supérieur à 1 n'était pas associé de façon significative à une augmentation de CIN (OR=0.97 (0.4-2.5), p=1). Les patients recevant de très hauts volumes de contraste (> 300 ml) n'avaient pas plus de CIN que les patients recevant un volume de contraste moins important (OR=0.56 (0.2-1.4), p=0.25), (tableau 8).

Tableau 8. Facteurs prédictifs de CIN définit selon la formule de CG chez les patients stables sur le plan hémodynamique en analyse univariée.

Variables	CIN DEF 2 CG	OR univarié	IC 95%	p
Contraste dose				
60-168 mL ou Q1	12%	1	N/D	N/D
169- 201 mL ou Q2	8.9%	0.7	0.4-1.3	0.37
202-249 mL ou Q3	11%	0.9	0.5-1.6	0.78
250-660 mL ou Q4	7.4%	0.6	0.3-1.2	0.16
Contraste Ratio > 1	9.6%	0.97	0.4-2.5	1
Contraste dose >300 mL	5.6%	0.56	0.2-1.4	0.25

3.7.2. Incidence de la mortalité intra hospitalière

Sur l'ensemble de la population

Lorsque l'on a comparé les patients ayant survécus et décédés en intra-hospitalier, on ne notait pas de différence significative de volume de contraste : 204 ml vs 216 mL (p=0.4) (figure 11).

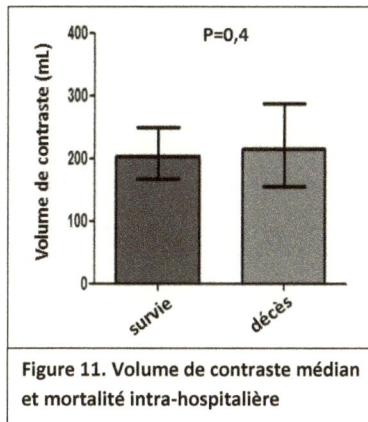

Figure 11. Volume de contraste médian et mortalité intra-hospitalière

En divisant l'ensemble de la population en quartile selon le volume de PCI administré, on ne notait

pas de surcroit de mortalité intra-hospitalière en analyse univariée : 8% pour le premier et 7.1% pour

le dernier quartile (p=NS) (figure 12).

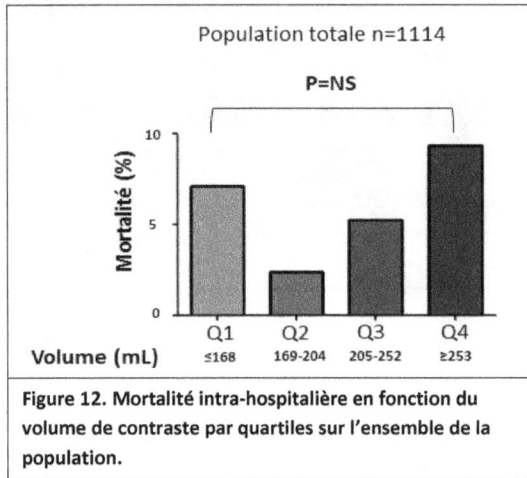

Figure 12. Mortalité intra-hospitalière en fonction du volume de contraste par quartiles sur l'ensemble de la population.

Un CR supérieur à 1 était associé de façon significative à une augmentation de la mortalité intra-

hospitalière (OR=3.8 (2-7.5), p=0.0003). Les patients recevant de très hauts volumes de contraste (>

300 ml) avaient une mortalité accrue par rapport aux patients recevant un volume de contraste

moins important (OR=2.3 (1.2-4.5), p=0.029), (tableau 9).

Tableau 9. Facteurs prédictifs de mortalité sur l'ensemble de la population en analyse univariée.

Variables	Mortalité	OR univarié	IC 95%	p
Contraste dose				
60-168 mL ou Q1	7.1%	1.0	N/D	N/D
169- 204 mL ou Q2	2.4%	0.3	0.1-0.8	0.02
205-252 mL ou Q3	5.2%	0.7	0.4-1.5	0.48
253-660 mL ou Q4	9.4%	1.3	0.7-2.4	0.38
Contraste Ratio > 1	16%	3.8	2-7.5	0.0003
Contraste dose > 300 mL	10.9%	2.3	1.2-4.5	0.029

Chez les patients stables sur le plan hémodynamique.

En divisant la population n'ayant pas présenté d'instabilité hémodynamique selon le volume de PCI administré, on ne notait pas de surcroit de mortalité intra-hospitalière en analyse univariée : 2.5% pour le premier et 1.9% pour le dernier quartile (p=NS), (figure 13).

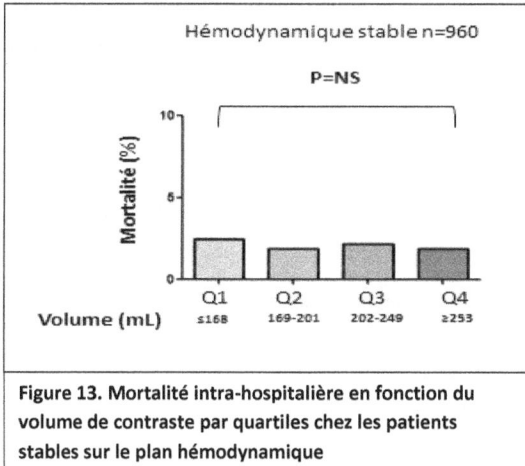

Figure 13. Mortalité intra-hospitalière en fonction du volume de contraste par quartiles chez les patients stables sur le plan hémodynamique

Un CR supérieur à 1 n'était pas associé de façon significative à une augmentation de la mortalité (OR=1.9 (0.4-8.5), p=0.31). Les patients recevant de très hauts volumes de contraste (> 300 ml) n'avaient pas une mortalité accrue par rapport aux patients recevant un volume de contraste moins important (OR=1.1 (0.2-4.8), p=0.71), (tableau 10)

Tableau 10. Facteurs prédictifs de mortalité intra-hospitalière chez les patients stables sur le plan hémodynamique en analyse univariée.

Variables	Mortalité	OR univarié	IC 95%	P
Contraste dose				
60-168 mL ou Q1	2.5%	1	N/D	N/D
169- 201 mL ou Q2	1.9%	0.8	0.2-2.7	0.76
202-249 mL ou Q3	2.2%	0.9	0.3-2.9	1
250-660 mL ou Q4	1.9%	0.8	0.2-2.5	0.77
Contraste Ratio > 1	3.8%	1.9	0.4-8.5	0.31
Contraste dose > 300 mL	2.3%	1.1	0.2-4.8	0.71

4. DISCUSSION

Durant les dernières décennies, la cardiologie interventionnelle a connu un essor important avec l'amélioration des techniques interventionnelles, un perfectionnement du matériel et de l'environnement pharmacologique. Cette évolution a permis de rendre un plus grand nombre de patients éligibles à une revascularisation coronaire. Parallèlement à l'amélioration technique, les interventions percutanées ont vu leur durée diminuer tout comme le volume moyen de contraste nécessaire à la bonne visualisation du geste. De plus, les propriétés physico chimiques des produits de contraste de dernière génération nous octroient une toxicité moindre que par le passé [19]. Les Néphropathies aux produits de contraste iodés ou « contrast induced nephropathy » en anglais (CIN) restent une complication relativement fréquente et potentiellement grave au décours des procédures coronaires. Heureusement, leur évolution est la plupart du temps réversible avec une récupération complète de la fonction rénale dans un délai moyen de 14 jours après l'administration du produit de contraste [36]. Néanmoins, l'apparition d'une CIN semble peser sur le pronostic des patients. Son impact a été évalué par Swartz et col [37] dans une étude ayant inclus des patients subissant différents types d'angiographie, et actuellement la plupart des données sont issues d'études ayant inclus des patients coronariens [38-43]. Récemment, le score pronostique de Mehran [24] et le score pronostique de Marenzi [35], permettent de mieux prédire la mortalité chez les patients bénéficiant de procédure coronaire.

Jusqu'à présent les CIN étaient définies par une augmentation de la créatinine sérique. Or il est admis que la créatinine sérique est affectée par plusieurs facteurs tels que la masse musculaire, le statut nutritionnel et les médicaments. Une équation incluant des variables telles que l'âge, le sexe, l'origine ethnique, le poids et la créatinine sérique semble donc utile pour surmonter les limitations liées à la créatinine seule. Ainsi, l'estimation de la CrCl ou du DFG sont considérées comme étant de meilleurs marqueurs d'évaluation de la fonction rénale, en comparaison à l'évaluation de la créatinine ou de l'urée sérique [44,45]. Il y a maintenant deux formules distinctes permettant d'estimer la CrCl ou le DFG. La première définition basée sur la formule de CG et la nouvelle

42

définition MDRD qui semble plus adéquate pour une population spécifique (sujet âgé, obèse, ethnie). Ces deux estimations fournissent des informations plus précises sur le devenir à long terme des patients. Logiquement nous avons pensé que si l'estimation de la CrCl ou du DFG avait une meilleure valeur pronostique, la valeur pronostique des CIN devait donc elle-même être affectée par l'utilisation de ces 2 formules plutôt que par la variation de la valeur de la créatinine sérique. Ainsi nous avons bâti l'hypothèse qu'une définition basée sur la clairance serait plus physiologique et permettrait une meilleure précision diagnostique et apporterait une amélioration de la valeur pronostique de l'apparition d'une CIN chez des patients coronariens. Nous avons choisi d'évaluer la valeur pronostique des CIN dans une population de patients présentant un IDM traité par angioplastie primaire. Les objectifs de cette étude étaient multiples : fournir des informations sur le choix de la meilleure définition en termes de stratification pronostique, connaître l'incidence actuelle et les facteurs prédictifs de CIN dans l'angioplastie primaire. Enfin nous avons voulu savoir quel était réellement l'impact respectif du volume de produit de contraste et de l'instabilité hémodynamique, paramètres qui peuvent apparaître durant ces procédures et qui n'avaient pas été pris en compte dans les études précédentes, notamment sur l'évaluation de la moralité intra hospitalière et à long terme.

Les résultats de cette étude peuvent être résumés comme suit.

Premièrement, nous avons démontré dans ce travail qu'une définition plus physiologique, basée sur une diminution relative de 25% de la eCrCl ou du eDFG plutôt qu'une augmentation relative du niveau de la créatinine sérique, était capable de reconnaître de façon plus spécifique les patients à risque de mortalité intra-hospitalière ou au terme d'un an de suivi post-infarctus. Nos résultats suggèrent également que la formule de Cockcroft-Gault semble être la plus spécifique, devant la définition MDRD, dans la détection des patients à haut risque de mortalité, bien que toutes deux meilleures que la définition initiale. Le deuxième résultat important de cette étude est de pouvoir fournir des chiffres contemporains sur l'incidence réelle des CIN, qui sont estimés à 12.9% avec la nouvelle définition contre une incidence de 18.2%, par l'utilisation de la définition classique, ce qui nous semble surestimé. En excluant les patients ayant une instabilité hémodynamique, l'incidence diminue alors à 8.6% avec la nouvelle définition contre 12.6% avec la définition classique.

Le troisième résultat important de cette étude concerne la valeur pronostique de l'apparition d'une CIN dans une population d'infarctus du myocarde traités par angioplastie primaire. Nous démontrons en effet que la mortalité intra-hospitalière est multipliée par 6 ou 3 chez les patients développant une CIN, respectivement qu'ils aient une fonction rénale normale ou non à l'entrée à l'hôpital. Enfin le dernier résultat de cette étude est qu'il ne semble pas y avoir de relation entre le volume de produit de contraste et l'incidence des CIN dans une population de patients traités par angioplastie primaire pour infarctus du myocarde, bien que l'utilisation d'une forte dose de produits de contraste soient retrouvée associée à une augmentation de la mortalité.

Jusqu'à présent les études évaluant l'impact des CIN se référaient à une seule définition basée sur une augmentation absolue et/ou relative de la créatinine. Historiquement, cette définition a été utilisée dans des études évaluant l'incidence et le pronostic des CIN après réalisation d'examens radiologiques non coronaires [37, 46, 47]. Puis cette définition a été reprise dans des études incluant des patients coronariens stables. La première étude comparant une augmentation absolue et une augmentation relative de la créatinine a été publiée par Slocum [48] et a montré une meilleure valeur prédictive de la définition basée sur l'augmentation relative. Néanmoins il n'y a pas de consensus concernant la définition, ce qui rend difficile la comparaison entre les études. De ce fait, nous avons voulu introduire une définition plus physiologique basée sur la formule de CG ou la formule MDRD.

Nous présentons ici la première étude dans l'angioplastie coronaire, retrouvant une amélioration de la valeur pronostique d'une nouvelle définition basée sur la variation de la clairance, permettant ainsi de reconnaitre de façon plus spécifique les patients à risque de mortalité. Une étude précédente de Heitmeyer et al [49] avait évalué deux définitions de CIN, une basée sur la créatinine seule et l'autre sur le DFG estimé, afin de savoir quelle était la définition qui avait la meilleure valeur pronostique sur la mortalité à un an. Dans cette étude, 412 patients avec insuffisance rénale chronique bénéficiant d'une angiographie coronaire élective associée à une ventriculographie, ont été inclus. Le PCI était un monomère non ionique (iopromide). Les patients

44

ont bénéficié de stratégies préventives de CIN, notamment l'hémodialyse. Les auteurs ne retrouvaient pas de relation significative entre la variation du DFG estimé à 48 heures et à un mois et la mortalité à long terme, à l'inverse de la créatinine qui était un facteur prédictif indépendant de mortalité. Certains points limitent la conclusion de cette étude. Il existe un biais de sélection, puisque l'objectif primaire de la cohorte de patients dont ils sont issus est différent et il s'agit d'analyse à postériori. De plus, cette étude manque d'effectif, ce qui peut limiter la puissance pour les ajustements multivariés.

En utilisant cette définition, nous confirmons la tendance de la décroissance de l'incidence de cette complication chez les patients atteints d'IDM et traités par angioplastie primaire, en particulier chez les patients sans instabilité hémodynamique, condition se rapprochant de l'angioplastie coronaire élective.

Marenzi et al [32] retrouvaient une incidence de CIN de 20%, concordante avec de précédentes études, chez 561 patients avec IDM traité par angioplastie primaire. Cette étude utilisait la définition « augmentation relative de 25% » de la créatinine et ne prenait pas en compte le statut hémodynamique. Nos résultats reflètent l'amélioration contemporaine des procédures d'angioplastie primaire, même si la morbidité et la mortalité intra hospitalière augmentent chez les patients qui développent cette grave complication. Nos résultats sont en accord avec les études précédentes confirmant une mortalité accrue chez les patients ayant une insuffisance rénale à l'admission. Gruberg et col [39] ont étudié l'incidence des CIN chez 439 patients avec insuffisance rénale chronique préalable. La mortalité intra-hospitalière était de 14.9%, et atteignant 22,6% si les patients avaient nécessité d'une thérapie de suppléance. Cette étude portait sur une population stable ayant reçu une hydratation préalable. Plus récemment, Goldberg et col [50] ont reporté une détérioration de la fonction rénale d'environ 10% chez plus de 1000 patients présentant un IDM, et 22% de ces patients avaient au moins un facteur extra rénal qui pouvait être responsable de l'insuffisance rénale. Cette étude a montré que la CIN était un facteur prédictif indépendant de mortalité intra hospitalière et à un an. Nous avons confirmé ce résultat et ceci quel que soit la fonction rénale basale. Les patients à bas risque sans dysfonction rénale préexistante ont une augmentation du taux de mortalité par 6 lorsque cette complication apparait. Chez les patients à haut risque avec insuffisance rénale préexistante le taux de mortalité est multiplié par 3 et atteint 28.6%.

Les données scientifiques sur la relation entre le volume de contraste administré durant la procédure et le risque de CIN semblent assez concordantes [32, 38, 52]. Les données récentes les plus solides viennent de l'étude de Marenzi et al [32] ou le volume de PCI variait de 30 à 1316 mL (moyenne 265 mL). Dans cette étude, la mortalité intra-hospitalière passait de 3 à 13% si le contraste ratio (VCA / DCM) était supérieur à 1 (p<0.001). Dans notre étude nous retrouvons de façon concordante un impact sur la mortalité mais seulement avec l'utilisation de fort volume de PCI. En effet lorsque les quartiles de contrastes sont utilisés, il ne semble pas y avoir de relation avec l'incidence des CIN ou la mortalité. Il est à noter que les quantités « hautes » de PCI utilisées dans notre étude sont bien plus basses que l'étude de Marenzi. Une analyse récente du volume de contraste dans une base de données multicentrique de 18 504 patients traités par angioplastie primaire a rapporté que le volume moyen était toujours supérieur à 200 mL (212 ± 99) [51]. Cette observation suggère que le volume de contraste utilisé dans note étude reflète bien la pratique clinique habituelle (214 ± 70 mL). Cigarroa et col [29] ont été les premiers à proposer une formule pour calculer une dose de contraste adapté au poids et incluant la créatinine. Cette formule a été évaluée seulement chez les patients ayant une angiographie cardiaque diagnostique et le volume de contraste n'excéder pas 300 mL. Un registre de plus de 16000 patients bénéficiant d'angioplastie, a montré que les patients qui dépassent la DCM ont 6 fois plus de risque de développer des CIN. Il s'agit d'un registre multi centrique observationnel qui entraine des limitations inhérentes à ce type d'évaluation. De plus il existe une grande hétérogénéité entre les patients, sélectionnés sur la base du cathétérisme cardiaque, sans différencier le mode de réalisation, urgent ou électif [53]. Dans notre étude, nous n'avons pas trouvé de relation directe entre la quantité de contraste et la décroissance de la fonction rénale et pas de différence dans le taux de CIN quand nous avons divisé notre population d'IDM en quartiles de volume de contraste, ni avec le MCD ni le contraste ratio, que ce soit sur l'ensemble de la population ou après avoir exclus les patients ayant une instabilité hémodynamique. Nos résultats ne réfutent pas la néphrotoxicité des produits de contrastes durant la procédure d'angiographie, mais reflètent plutôt la complexité de la physiopathologie des CIN et probablement une susceptibilité individuelle à développer une CIN ne pouvant être anticipée à l'heure actuelle. L'étude de Marenzi [32] a été la première à indiquer que le contraste ratio est associé avec la mortalité intra-hospitalière chez les patients avec IDM traités par angioplastie primaire. Nous avons trouvé également que l'utilisation de haut volume de produit de contraste était associée à une mortalité plus importante dans l'analyse univariée. Lorsque le volume de contraste dépasse la dose maximale de contraste, il y'a une augmentation de la mortalité dans la population totale et chez les patients sans instabilité hémodynamique.

Il faut reconnaitre plusieurs limitations à cette étude, qui bien qu'ayant inclus un grand nombre de patients, a été réalisée dans un seul centre ce qui peut limiter la généralisation des conclusions. La première concerne la nature observationnelle de cette étude qui n'était pas construite pour discriminer les causes de néphropathies. La raison de l'association entre la détérioration de la fonction rénale et la mortalité à court et long terme ne peut pas être déterminée à partir de cette étude. Une explication pourrait être que l'IRA initie ou aggrave les pathologies, notamment vasculaire, ce qui entraine le décès malgré l'amélioration de la fonction rénale. La deuxième concerne la clairance de la créatinine à l'admission qui ne peut pas être considérée comme une vraie valeur de base en raison de l'instabilité hémodynamique qui a déjà pu dégrader la fonction rénale. C'est la raison pour laquelle nos résultats portent sur l'ensemble de la population mais également chez les patients stables sur le plan hémodynamique. La troisième est l'absence de comparaison possible entre différents produits de contraste et différentes stratégies de prévention, notamment l'hydratation, ainsi qu'un faible rang de forte dose de PCI puisque nos pratiques d'angioplastie sont bien définies. Néanmoins nos résultats suggèrent un impact modéré du volume de contraste sur l'incidence des CIN et la mortalité lorsque les quantités sont inférieures à 300 mL dans une population d'angioplastie primaire recevant une hydratation modérée et des PCI moins toxiques. Ces résultats pouvant également suggérer la piste d'une susceptibilité individuelle aux PCI dans le développement d'une CIN.

5. CONCLUSION

Ce travail permet de soutenir l'utilisation d'une nouvelle définition de néphropathies induites par les produits de contraste basée sur l'estimation de la clairance de la créatinine par la formule de Cockcroft-Gault. Cette nouvelle définition permet d'identifier les patients développant une néphropathie induite par les produits de contraste et ayant un pronostic péjoratif intra-hospitalier ou à un an. Elle permet ainsi de ne pas surestimer les patients développant cette complication et pourrait permettre une meilleure étude des stratégies de prévention dans cette population. Elle précise également le rôle intriqué de l'instabilité hémodynamique dans l'incidence des CIN et semble diminuer l'importance des quantités de produits de contraste dans l'angioplastie contemporaine.

BILIOGRAPHIE

1. Itoh Y, Yano T, Sendo T, Oishi R. Clinical and experimental evidence for prevention of acute renal failure induced by radiographic contrast media. J Pharmacol Sci 2005; 97: 473-488.

2. Forssman W. Catheterization of the right heart. Klin Wochenschr 1929; 8: 2085-2087.

3. Radner S. An attempt at the roentgenologic visualization of coronary blood vessels in man. Acta Radiol 1945; 26: 497-502.

4. Sones FM, Shirey EK. Cine coronary arteriography. Mod Concepts Cardiovasc Dis 1962; 31: 735-738.

5. Proudfit WL, Shirey EK, Sheldon EC, Sones FM. Selective cine coronary arteriography: Correlation with clinical findings in 1000 patients. Circulation 1966; 33: 901-910.

6. Gruentzig AR, Myler RK, Hanna EH, Turina MI. Coronary transluminal angioplasty. Circulation 1977; 84: 55-56.

7. Wesson L. Physiology of the human kidney. New York: Grune & Stratton 1969: 96-108.

8. Mohanram A, Toto R. Measurement of kidney function. In: Pereira BJG, Sayegh MH, Blake PG, eds. Chronic kidney disease, dialysis, and transplantation: a companion to Brenner and Rector's The Kidney. Philadelphia: Saunders 2005: 20-30.

9. National Kidney Foundation. K/DOQI clinical practice guidelines for chronic kidney disease: evaluation, classification, and stratification. Am J Kidney Dis 2000; 35: 1-140.

10. Cockcroft DW, Gault MH. Prediction of creatinine clearance from serum creatinine. Nephron 1976; 16: 31-41.

11. Levey AS, Bosch JP, Lewis JB, Greene T, Rogers N, Roth D. A more accurate method to estimate glomerular filtration rate from serum creatinine: a new prediction equation. Ann Intern Med 1999; 130: 461-470.

12. Levey AS, Greene T, Kusek J, Beck G. A simplified equation to predict glomerular filtration rate from serum creatinine (Abstract). J Am Soc Nephrol 2000; 11: A0828.

13. Levey AS, Coresh J, Greene T. Expressing the MDRD study equation for estimating GFR with IDMS traceable (gold standard) serum creatinine values (Abstract). J Am Soc Nephrol 2005; 16: A69.

14. Henirich MC, Häberle L, Müller V, Bautz W, Uder M. Nephrotoxicity of iso-osmolar iodixanol compared non-ionic low-osmolar contrast media meta-analysis of randomized controlled trials. Radiology 2009; 250: 68-86.

15. From AM, Badarin FJ, McDonald FS. Iodoxanol versus low-osmolar contrast media for prevention of contrast induced nephropathy. Meta-analyses of randomized, controlled trials. Circ Cardiovasc Interv 2010; 3: 351-358.

16. Bartels ED, Brun GC, Gammeltoft A, Gjorup PA. Acute anuria following intravenous pyelography in patient with myelomatosis. Acta Med Scand 1954; 150: 297-302.

17. Morcos SK, Thomsen HS. European Society of Urogenital Radiology. European Society of Urogenital Radiology guidelines on administering contrast media. Abdom Imaging 2003; 28: 187-190.

18. Mehran R, Nikolsky E. Contrast-induced nephropathy: definition, epidemiology, and patients at risk. Kidney Int Suppl 2006; 100: 11-15.

19. Katzberg RW. Urography into the 21st century: new contrast media, renal handling, imaging characteristics, and nephrotoxicity. Radiology 1997; 204: 297-312.

20. Tumlin J, Stacul F, Adam A, Becker CR, Davidson C, Lameire N. Pathophysiology of contrast induced nephropathy. Am J Cardiol 2006; 98: 14-20.

21. Cwynarski MT, Saxton HM. Urography in myelomatosis. Br Med J 1969; 1: 486.

22. McCarthy CS, Becker JA. Multiple myeloma and contrast media. Radiology 1992; 183: 519-521.

23. Dumaine R, Collet JP, Tanguy ML, et al; SYCOMORE Investigators. Prognostic significance of renal insufficiency in patients presenting with acute coronary syndrome (the Prospective Multicenter SYCOMORE study). Am J Cardiol 2004; 94: 1543-1547.

24. Mehran R, Aymong ED, Nikolsky E, et al. A simple risk score for prediction of contrast-induced nephropathy after percutaneous coronary intervention: development and initial validation. J Am Coll Cardiol 2004; 44: 1393-1399.

25. Finn WF. The clinical and renal consequences of contrast-induced nephropathy. Nephrol Dial Transplant 2006; 21: 2-10.

26. Gruberg L, Mehran R, Dangas G, et al. Acute renal failure requiring dialysis after percutaneous coronary interventions. Catheter Cardiovasc Interv 2001; 52: 409-416.

27. Solomon R, Deray G. Consensus Panel for CIN. How to prevent contrast-induced nephropathy and manage risk patients: practical recommendations. Kidney Int Suppl 2006; 100: 51-53.

28. Maioli M, Toso A, Leoncini M. Sodium bicarbonate versus saline for the prevention of contrast induced nephropathy in patients with renal dysfunction undergoing coronary angiography or intervention. J Am Coll Cardiol 2008; 52: 599-604.

29. Cigarroa RG, Lange RA, Williams RH, Hillis LD. Dosing of contrast material to prevent contrast nephropathy in patients with renal disease. Am J Med 1989; 86: 649-652.

30. Deray G. Dialysis and iodinated contrast media. Kidney Int Suppl 2006; 100: 25-29.

31. Task Force on the management of ST-segment elevation acute myocardial infarction of the European Society of Cardiology (ESC), Steg PG, James SK, Atar D, et al. ESC Guidelines for the management of acute myocardial infarction in patients presenting with ST-segment elevation. Eur Heart J 2012; 33: 2569-2619.

32. Marenzi G, Assanelli E, Campodonico J, et al. Contrast volume during primary percutaneous coronary intervention and subsequent contrast-induced nephropathy and mortality. Ann Intern Med. 2009; 150: 170-177.

33. Ganz W. The thrombolysis in myocardial infarction (TIMI) trial. N Engl J Med 1985; 313: 1018.

34. Morrow DA, Antman EM, Charlesworth A, et al. TIMI risk score for ST-elevation myocardial infarction: A convenient, bedside, clinical score for risk assessment at presentation: An intravenous nPA for treatment of infracting myocardium early II trial substudy. Circulation 2000. 102: 2031-2037.

35. Marenzi G, Lauri G, Assanelli E, et al. Contrast-induced nephropathy in patients undergoing primary angioplasty for acute myocardial infarction. J Am Coll Cardiol 2004; 44: 1780-1785.

36. Klein LW, Sheldon MW, Brinker J, et al. Interventional Committee of the Society for Cardiovascular Angiography and Interventions. The use of radiographic contrast media during PCI: a focused review: a position statement of the Society of Cardiovascular Angiography and Interventions. Catheter Cardiovasc Interv 2009; 74: 28-46.

37. Swartz RD, Rubin JE, Leeming BW, Silva P. Renal failure following major angiography. Am J Med 1976; 65: 31-37.

38. McCullough P, Wolyn R, Rocher LL, et al. Acute renal failure after coronary intervention: incidence, risk factors, and relationship to mortality. Am J Med 1997; 103: 368-375.

39. Gruberg L, Mintz GS, Mehran R, et al. The prognostic implications of further renal function deterioration within 48 h of interventional coronaryprocedures in patients with pre-existent chronic renal insufficiency. J Am Coll Cardiol 2000; 36: 1542-1548.

40. Rihal C, Textor SC, Grill DE, et al. Incidence and prognostic importance of acute renal failure after percutaneous coronary intervention. Circulation 2002; 105: 2259-2264.

41. Bartholomew B, Harjai KJ, Dukkipati S, et al. Impact of nephropathy after percutaneous coronary intervention and a method for risk stratification. Am J Cardiol 2004; 93: 1515-1519.

42. Dangas G, Iakovou I, Nikolsky E, et al. Contrast-induced nephropathy after percutaneous coronary interventions in relation to chronic kidney disease and hemodynamic variables. Am J Cardiol 2005; 95: 13-19.

43. Solomon R, Barrett B. Follow-up of patients with contrast-induced nephropathy. Kidney Int Suppl 2006; 100: 46-50.

44. National Kidney Foundation. K/DOQI clinical practice guidelines for chronic kidney disease: evaluation, classification, and stratification. Am J Kidney Dis 2002; 39: 1-266.

45. Stevens LA, Coresh J, Greene T, Levey AS. Assessing kidney function-measured and estimated glomerular filtration rate. N Engl J Med 2006; 354: 2473-2483.

46. Hou SH, Bushinsky DA, Wish JB, Cohen JJ, Harrington JT. Hospital-acquired renal insufficiency: a prospective study. Am J Med 1983; 74: 243-248.

47. Gomes AS, Baker JD, Martin-Paredero V, et al. Acute renal dysfunction after major arteriography. Am J Roentgenol 1985; 145: 1249-1253.

48. Slocum NK, Grossman PM, Moscucci M, et al. The changing definition of contrast-induced nephropathy and its clinical implications: insights from the Blue Cross Blue Shield of Michigan Cardiovascular Consortium (BMC2). Am Heart J 2012; 163: 829-834.

49. Heitmeyer C, Hölscher B, Fobker M, Breithardt G, Hausberg M, Reinecke H. Prognostic value of different laboratory measures of renal function for long-term mortality after contrast media-associated renal impairment. Clin Cardiol 2010; 33: 51-59.

50. Goldberg A, Hammerman H, Petcherski S, et al. Inhospital and 1-year mortality of patients who develop worsening renal function following acute ST-elevation myocardial infarction. Am Heart J 2005; 150: 330-337.

51. Moscucci M, Share D, Smith D, et al. Relationship between operator volume and adverse outcome in contemporary percutaneous coronary intervention practice: an analysis of a quality-controlled multicenter percutaneous coronary intervention clinical database. J Am Coll Cardiol. 2005; 46: 625-632.

52. Vlietstra RE, Nunn CM, Narvarte J, Browne KF. Contrast nephropathy after coronary angioplasty in chronic renal insufficiency. Am Heart J 1996; 132: 1049-1050.

53. Freeman RV, O'Donnell M, Share D, et al. Blue Cross-Blue Shield of Michigan Cardiovascular Consortium (BMC2). Nephropathy requiring dialysis after percutaneous coronary intervention and the critical role of an adjusted contrast dose. Am J Cardiol 2002; 90: 1068-1073.

ABSTRACT

Background: - Contrast-induced nephropathy (CIN) frequently occurs in patients treated with percutaneous intervention (PCI) and is associated with an increased mortality.

Objectives: - To evaluate the usefulness of a new definition of CIN based on estimated creatinine clearance (eCrCl) or estimated glomerular filtration rate (eGFR) rather than creatinine concentration (CrC) to identify patients at high-risk of mortality, and to evaluate the importance of contrast media volume and hemodynamic instability in the occurrence of CIN in unselected acute ST-elevation myocardial infarction (STEMI) patients treated with contemporary primary PCI (pPCI).

Methods: - In this prospective, observational study, CIN was defined by an increase of 25% of CrC between the baseline and the peak (classic definition), by a decrease of 25% of CrCl according to the Cockroft-Gault formulas (CG definition) and by a decrease of 25% of eDFG according to the Modification of Diet in Renal Disease (MDRD definition). Impact of each definition on in-hospital mortality and one-year mortality was evaluated.

Results: - We included 1114 consecutive STEMI patients treated by pPCI. 154 patients (13.2%) presented with hemodynamic instability. CIN occurred in 18.2% (203), 12.9% (144) and in 15.6% (174) of patients with the classic definition, the CG and the MDRD definition respectively and was associated with increased in-hospital mortality when compared with patients without CIN (OR 3.4, 95%CI 2-5.6, p<0.0001, OR 4.8, 95%CI 2.8-8.0, p<0.0001 and OR 4.2, 95%CI 2.5-7.0, p<0.0001 respectively). CIN defined by the new CG based definition was found to be the most specific definition to predict in-hospital and one-year mortality (OR 2.3, 95% CI: 1.7-6.3, p=0.0054). In multivariate analysis hemodynamic instability was associated with the occurrence of CIN whereas contrast media volume was not.

Conclusions: - The new definition of CIN based of a 25% decrease in creatinine clearance is more accurate to identify patients at high-risk of mortality in STEMI patients than the actual accepted definition and should be used in clinical trials evaluating prophylactic therapy.

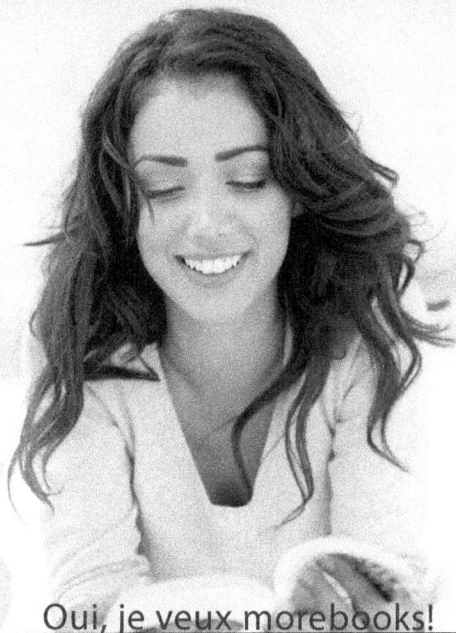

www.ingramcontent.com/pod-product-compliance
Lightning Source LLC
Chambersburg PA
CBHW020317220326
41598CB00017BA/1593